D0760286

Library
Sopris Avenue

Dieta ayurvédica

La guía definitiva

Joyce Villaume-Le Don

Dieta ayurvédica

La guía definitiva

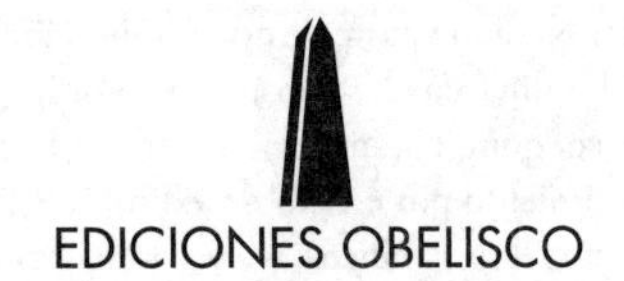
EDICIONES OBELISCO

Colección Salud y Vida natural
DIETA AYURVÉDICA
Joyce Villaume-Le Don

1.ª edición: marzo de 2011

Título original: *Alimentation et santé selon l'Ayurvéda*

Traducción: *Pilar Guerrero*
Corrección: *Mª Ángeles Olivera*
Maquetación: *Marta Ribón*
Diseño de cubierta: *Enrique Iborra*

Edita: Ediciones Obelisco, S. L.
Pere IV, 78 (Edif. Pedro IV) 3.ª planta, 5.ª puerta
08005 Barcelona - España
Tel. 93 309 85 25 - Fax 93 309 85 23
E-mail: info@edicionesobelisco.com

Paracas, 59 C1275AFA Buenos Aires - Argentina
Tel. (541-14) 305 06 33 - Fax: (541-14) 304 78 20

ISBN: 978-84-9777-743-8
Depósito Legal: B-5.744-2011

Printed in Spain

Impreso en España en los talleres gráficos de Romanyà/Valls, S.A.
Verdaguer, 1 - 08786 Capellades (Barcelona)

Agradecimientos

A mi profesor, el doctor Ghanashyam Marda, que me ha transmitido y enseñado las propiedades de los alimentos en la visión holística y terapéutica del Ayurveda. Gracias por haberme inspirado para escribir esta obra.

A mi profesora, la doctora Suraj Marda, que me ha ayudado a completar los conocimientos en materia de dietética y me ha enseñado cocina ayurvédica. Gracias por tus enseñanzas y por tus deliciosas comidas.

Al reverendo Stephen Thompson, profesor de sánscrito, *Vedânta*, textos bíblicos, *Upanishads*, desarrollo espiritual, filosofía y ética en Londres, por sus correcciones y comentarios sobre terminología sánscrita.

A Claire Lalève, directora de *Védicaire*, productos ayurvédicos y spa en Tournefort, que me ha ayudado a descubrir el Ayurveda y me ha guiado en esta nueva profesión.

A todos los estudiantes de Francia, Inglaterra, Alemania, España, Lituania, Eslovaquia, Estados Unidos y a todos aquellos con los que me he encontrado a lo largo de mi aprendizaje en la India, por su entusiasmo y por el ánimo que me han dado para escribir este libro.

A todas las personas cercanas a mí y a mis amigos, que me han brindado todo su apoyo y su afecto. Necesitaría más de una vida para poder agradecer todo lo que me habéis dado.

Prefacio

El *Alicamento*; un concepto acuñado por la prensa occidental hace algunos años, ha desencadenado una revolución, suave pero real, en la mentalidad del público en general, desde que tiene conocimiento de ello. Ahora, en lugar de preocuparnos sólo por el aporte calórico de los alimentos, nos interesa la idea de que el alimento es terapéutico. La mantequilla y las frutas rojas son buenas para la vista; el vino tinto es bueno para el corazón, y se recomienda su ingesta a los hipertensos; el aceite de oliva ayuda a controlar el colesterol; la levadura de cerveza es buena para el cabello seco y para las uñas quebradizas; los lácteos son buenos para la osteoporosis.

Al fin y al cabo, cada alimento nos ofrece algo bueno que lleva dentro.

Sí pero... ¡a menudo también nos regalan cosas malas! Con el fin de utilizar perfectamente esta excelente fuente de salud, tenemos que comprender cada alimento de una manera holística, es decir, en toda su complejidad.

Vamos a poner un ejemplo.

¡El plátano! Una fruta exótica muy consumida en Occidente, que nos beneficia al reforzar nuestra masa muscular y, muy particularmente, los músculos oculares. Este beneficio, pues, convierte al plátano en un alimento excelente contra la miopía, por ejemplo, dado que buena parte de este problema se debe a cierta debilidad en los músculos oculares.

Pero, por otra parte, el plátano crea un terreno estupendo para el desarrollo de los parásitos intestinales, que se aprovechan parcialmente de los nutrientes que ingiere el organismo y, en consecuencia, la masa muscular se debilita. Este debilitamiento acarrea a menudo miopía, especialmente entre los niños.

Así comer plátanos es bueno para la vista, pero si los come una persona con parásitos intestinales, reforzará aún más su tendencia a la miopía. Por otro lado, los plátanos serán buenos para cualquier miope que haya desarrollado la miopía por cualquier otra causa y que no tenga problemas con los parásitos intestinales.

El Ayurveda, la medicina más antigua del mundo, nos enseña precisamente a conseguir una visión holística del enfermo, de la enfermedad y de los alimentos. Igual que actualmente intentamos comprender al ser humano en todas sus dimensiones (física, emocional, mental y espiritual), también se trata de comprender el mundo que nos rodea y lo que comemos, en todas sus dimensiones. Un alimento no es sólo un número determinado de calorías, de glúcidos, lípidos, proteínas, vitaminas y sales minerales. Un alimento es una sustancia viva que se integra en un organismo en constante cambio, dependiendo de las diferentes fuerzas o debilidades de cada persona, así como de su particular metabolismo. Entonces, ¿cómo vamos a recomendar una alimentación similar para todo el mundo, con el objetivo de mantener la buena salud? ¿Y cómo podemos aconsejar «alicamentos» idénticos para los mismos síntomas, pero en terrenos diferentes?

Hace unos 5.000 años, los *Rishis*, unos sabios médicos que vivían en la India, recibían, a través de la meditación, todo el conocimiento sobre el funcionamiento del universo, sobre el cuerpo humano y sobre todo lo que interactúa con él. De dicho conocimiento, mediante revelaciones, opuesto a nuestro actual modo de conocimiento basado en las pruebas, nos han dejado libros en sánscrito, son la base de la enseñanza del Ayurveda.

Capítulos enteros están dedicados a la alimentación, con el fin de aprovechar su poder curativo, así como por sus cualidades (*gunas*), algunas de las cuales pueden desencadenar enfermedades. Respetuosa con esta sabiduría inestimable, he traducido, compilado y divulgado estos conocimientos, para que puedan continuar su camino a través del tiempo y el espacio y beneficiarnos tanto como lo hicieron con otras personas que vivieron en un país tropical hace unos cuantos milenios.

Entre dos culturas tan opuestas como la india y la europea, entre dos climas tan distintos como el tropical y el templado, entre dos épocas tan diversas cuyos sistemas de pensamiento y modos de vida no se asemejan en nada, entre dos lenguas tan diferentes como el sánscrito y las derivadas del latín, así como entre dos formas de curación tan alejadas como la sintomática y la holística, este libro pretende ser un puente.

Dicho puente es el mismo ser humano.

Piense lo que piense, vaya adonde vaya, no importa a qué época pertenezca ni cuál sea su modo de vida, está en un universo complejo pero coherente, interactuando entre sus cualidades y su potencial en un entorno dado y mutante. Os invito, a través de este libro, a tener en cuenta la alimentación bajo este nuevo prisma...

Los principios fundamentales

El Ayurveda, ciencia de la vida

La palabra Ayurveda procede del sánscrito *ayush*, que significa «vida», y de *veda*, que significa «conocimiento». La traducción literal sería «conocimiento de la vida», esto es, la forma y la higiene de vida que permiten mantener una buena salud.

Definición (Charaka Samhita, capítulo 30)

«La ciencia que aporta conocimiento sobre qué es la vida [...] y que describe qué es una vida feliz o una vida desgraciada, buena o nefasta, larga o corta, así como todas las sustancias cuyas propiedades o acciones aumentan o disminuyen su esperanza se denomina Ayurveda.»

Un poco de historia

Aparecida en la India hacia 3000 a. C., es la **medicina más antigua** todavía practicada en nuestros días. Bebe de las fuentes de los Vedas, libros sagrados hinduistas redactados por los *Rishis*. Estos sabios adquirían su conocimiento a través de la práctica de la meditación, lo que atribuye al Ayurveda un origen divino.

Tras haberse generalizado en la India, los hombres de ciencia de China, del Tíbet, de Grecia, del Imperio romano de Oriente y de Occidente, de Egipto, de Afganistán y de Persia llegaban a la India para estudiarlo y poder importar los conocimientos adquiridos a sus países. Así, en la actualidad, encontramos influencias ayurvédicas en el conjunto de medicinas contemporáneas de todo el continente indoeuropeo y en el mundo árabe.

Reprimida por las sucesivas ocupaciones de la India (mongol y británica), actualmente es una medicina oficial, cuyas enseñanzas se imparten en las universidades al mismo nivel que cualquier otra licenciatura en medicina moderna. Está reconocida por la ONU y la OMS desde 1982, en tanto que sistema médico tradicional.

Estructuración

prevención y mantenimiento	tratamiento
Parte mayor	Parte menor

Medicina fundamentalmente preventiva, se diversifica en ocho ramas llamadas *Astãñga Ayurveda*:

- *Kaya* – medicina general
- *Damstra* – enfermedades ORL
- *Shalya* – cirugía
- *Agada* – toxicología
- *Graha* – psicología y mal de ojo
- *Bala* – pediatría
- *Jara* – gerontología
- *Vrushya* – ciencia de los afrodisíacos

Métodos curativos

La **higiene de vida y la alimentación** son el fundamento de la buena salud. El 90% de las enfermedades aparecen por una inadecuación de éstas a los diversos factores ambientales (clima, actividades, contexto cultural) y a la constitución de cada persona. El Ayurveda pretende, en primer lugar, reequilibrar para prevenir, mantener y curar de manera duradera.

La **farmacopea** ayurvédica comprende el 80% de las plantas indias (sólo el 20% son comunes con Europa) y, desde luego, las famosas especias, presentes hoy en día en todas las cocinas. En menor medida, y solamente en la India propiamente dicha, utiliza extractos minerales o metales purificados (*bhasmas*), fuente de todo tipo de polémicas en el extranjero.

Los **masajes y curas corporales** son un elemento básico de los tratamientos ayurvédicos. Pretenden hacer penetrar una materia grasa concreta (aceite o *ghee*) mediante la absorción cutánea, para que el organismo se beneficie de sus propiedades. A partir de las plantas, reequilibran el terreno, ya sea nutriéndolo, ya sea desaturándolo, para eliminar las tensiones o relajar la mente.

El *panchakarma* es el tratamiento por excelencia del Ayurveda. Este término procede de *Pancha*, que significa «cinco», y *Karma*, que significa «acción». Designa, pues, los cinco tratamientos utilizados para purificar el cuerpo: *Vomana* («vómito»), *Virechana* («purga»), *Basti* («abluciones»), *Nasya* («inhalaciones») y *Raktamoksha* («sangrías»). El objetivo es reequilibrar los excesivos *doshas* o energías vitales en el cuerpo para: hacer el terreno propicio para la curación, prevenir la enfermedad y mantener de manera duradera la buena salud o para evitar la recurrencia de una enfermedad tras su tratamiento.

Los *doshas*

Los *doshas* son las energías vitales e independientes presentes en el cuerpo y responsables de su funcionamiento. Tienen tendencia a descompensarse e influir negativamente en las demás, pero cuando funcionan bien, mejora el estado general del organismo.

La traducción literal del término *dosha* es «defecto». Los *doshas* no son malos en sí mismos, porque permiten la existencia de la vida en todo ser que los contenga. Pero deben ser controlados porque se desequilibran con facilidad, lo que amenaza la salud del individuo.

Por analogía, pueden compararse con los niños traviesos que enredan en clase, que si no se controlan de cerca acaban por revolucionar al conjunto de alumnos del aula.

Hay tres tipos de *doshas*: *vata, pita* y *kafa*. Cada uno posee sus cualidades, funciones, órganos y sistemas específicos que le son próximos. Están presentes en todo el cuerpo, en proporciones variables (*véase* más abajo). Esta visión permite conseguir el equilibrio entre *pita* y *vata* –que son *doshas* de movimiento ascendente– y *kafa*, de movimiento descendente. El vientre es la zona más equilibrada del cuerpo porque en él están presentes los tres *doshas* en las mismas proporciones.

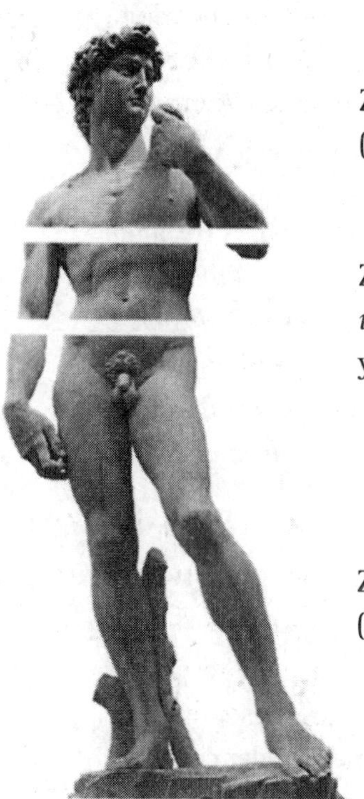

Zona en la que predomina el *dosha kafa* (energía descendente)

Zona de conjunción de los tres *doshas* *vata* y *pita* (energías ascendentes) y *kafa* (energía descendente)

equilibrio

Zona en la que predomina el *dosha vata* (energía ascendente)

Vata (*aire y espacio*)

Vata es movimiento. Es el líder de los *doshas* porque controla el lugar donde se manifiestan *pita y kafa*.

Gunas – sus cualidades: ***rushka*** (seco), ***laghu*** (ligero), ***shita*** (frío), ***khara*** (rugoso), ***sukshama*** (sutil), ***sara*** (inestable).

Lugares

- La energía *vata* se produce en el ***colon y el recto.*** Ocupa también toda la zona pelviana y sacra (parte final de la espalda), las orejas, los huesos, la cintura y los muslos.

Funciones

- *Vata* es responsable de la inspiración, la espiración, los movimientos corporales; y las sensaciones de las necesidades naturales; refresca y permite mejorar el funcionamiento de los órganos sensoriales, así como la estimulación.

Acciones en el cuerpo

- Cuando el *vata* actúa en una zona precisa del cuerpo, se manifiesta a través de dolor en forma de contractura, prolapso, prurito, espasmos o bien insensibilidad, lasitud, sed, calambres, bloqueos, roturas, tez mortecina o alguna herida.

Presencia excesiva

- Cuando el *vata* es excesivo, produce síntomas tales como la aparición del color negro u oscuro, sin sensaciones de tener necesidades naturales o por tener demasiadas, por demacración, verborrea, atracción por todo lo caliente, respuestas inapropiadas según el contexto, temblores, vértigos, flatulencia, hiperactividad, heces duras y muy oscuras, mal aspecto físico, falta de fuerzas e insomnio. **En exceso, el *vata* puede bloquear los movimientos.**

Presencia insuficiente

- En cantidad insuficiente, no puede cumplir sus funciones de manera adecuada, lo que se traduce en lasitud, mutismo, letargia y/o síntomas de presecia exticesiva de *kafa* (*véase* el capítulo sobre *kafa*).

Sin embargo, esta regla no puede aplicarse a la inversa, es decir, el exceso de *vata* no tiene por qué presentar forzosamente insuficiencia de *kafa*. Además, *vata* y *kafa* pueden presentarse en cantidad excesiva en un mismo organismo.

Pita (fuego y agua)

Pita representa la energía solar. Es el *dosha* que permite la transformación de toda sustancia, ya sea de alimentos en *rasa* (líquido nutricio) o de información en conocimiento.

Gunas - sus cualidades: *ushna* (caliente), *tikshna* (penetrante), *laghu* (ligero), *sasneha* (aceitoso), *drava* (líquido), sasra (mal olor) *sara* (crecimiento hacia abajo).

Lugares

- La energía *pita* gobierna toda la zona situada entre el diafragma y el ombligo. Es aquí donde tiene su centro de producción: *el intestino delgado.* También ocupa la piel, los ojos, *rasa, rakta,* la linfa, el hígado, el bazo, el páncreas y el sudor.

Funciones

- *Pita* es responsable de la digestión (de alimentos o de conocimientos), de las sensaciones de hambre y sed, del mantenimiento de la temperatura corporal, del color de la piel, de la visión, de las percepciones, del gusto, de la suavidad del cuerpo, del coraje y de la inteligencia.

Acciones en el cuerpo

- Cuando *pita* actúa en una zona concreta del cuerpo, se manifiesta a través del sudor, de las secreciones (un exceso de líquidos es nefasto para el cuerpo), de las sensaciones de calor y de las quemaduras, de los colores amarillo, rojo, soda y verde, de los desvanecimientos, la necrosis, el envejecimiento precoz de los tejidos (arrugas, canas), y el sabor picante (estado normal) y ácido (estado anormal).

Presencia excesiva

- Cuando *pita* se encuentra en cantidades excesivas en el cuerpo, produce sensaciones de quemazón, poco sueño, hambre y sed excesivas, así como un color amarillento en uñas, piel, ojos y heces.

Presencia insuficiente

- En cantidad insuficiente, *pita* no puede llevar a cabo sus funciones correctamente, con lo que aparecerá un fuego digestivo débil (o capacidad de asimilación de los alimentos), sensación de frío y un tono de piel raro (típico de las indigestiones, señal clara de un *pita* perturbado).

Kafa (agua y tierra)

Kafa representa la energía lunar. Construye el cuerpo y crea el aglutinante que permite ligar todos los componentes. Como si fuera una mezcla de agua y tierra, puede entenderse como el barro que contiene todas las cualidades.

Gunas – sus cualidades: ***guru*** (pesado), ***pitchila*** (adhesivo), ***manda*** (lento), ***snigdha*** (aceitoso), ***shita*** (frío), ***stoula*** (estable) slakshna (viscoso).

Lugares

- La energía *kafa* se ubica en la parte superior del cuerpo (por encima del diafragma). Se produce en la zona superior del estómago y ocupa el pecho, el corazón, los pulmones, la nariz, los ojos, la lengua, *rasa, medas* y el conjunto del sistema digestivo de manera general (excepto el colon).

Funciones

- *Kafa* es responsable de la producción de mucosidades, de la adherencia y mantenimiento del conjunto del cuerpo (por ejemplo, las articulaciones), de la estabilidad física y psicológica y de la capacidad para el perdón. *kafa* vuelve a la persona como un elefante (cualitativamente hablando), física e intelectualmente. *kafa* proporciona la confianza y las capacidades necesarias para perdonar.

Acciones en el cuerpo

- Cuando *kafa* actúa en un lugar específico del cuerpo, se manifiesta a través del color blanco, la pesadez, la adherencia, la acumulación, la sensación de frío, las contracturas, la lubricación del cuerpo, el edema, la obstrucción, el bloqueo y la rigidez.

Presencia excesiva

- Cuando *kafa* se encuentra en cantidad excesiva provoca asma, sofocos, aumento de la corpulencia, relajación de los tejidos, pesadez, somnolencia, pereza, reúma, tos productiva, aparición del color blanco, salivación y sueño excesivos.

Presencia insuficiente

- En cantidad insuficiente, *kafa* es incapaz de mantener, entre otras cosas, la lubricación necesaria para el funcionamiento de los órganos y la estabilidad de los tejidos. Eso entraña palpitaciones, relajación en las articulaciones y vértigos.

Los *dhatus* o tejidos

Los *dhatus* son el conjunto de tejidos del cuerpo, responsables de su mantenimiento y su enriquecimiento, dependientes de la acción de los *doshas.* Soportan la acción de éstos tanto en la salud como en la enfermedad.

En sánscrito, *dhatu* significa -entre otras cosas- «parte constructiva» y «sustancia elemental» (es decir, constituida a partir de cinco elementos).

Por analogía, suelen compararse a alumnos normalitos de una escuela, que siguen siempre a los líderes (los *doshas*).

Los *dhatus* son siete.

1.er *dhatu*: *rasa*

Comparado con el plasma, se habla de él como de un líquido nutricio. Es el primero en enriquecerse con el bolo alimenticio. Sus funciones son:

- Enriquecimiento y saciedad del cuerpo y del espíritu.
- Nutrición de los otros *dhatus*, especialmente de *rakta.*
- Ayuda en el mantenimiento de la temperatura corporal.

Sus canales parten del corazón.

2.º *dhatu*: *rakta*

Cumpliendo el papel de la sangre (salvo la función nutricia), aporta vida al conjunto del cuerpo. Sus funciones son:

- Mantenimiento de la vida y del conjunto de las células.
  Su disminución es una amenaza mortal.
- Aporta fuerza, alegría, longevidad y buen color a la piel.
  Juega un papel importante en la vitalidad.
- Multiplicación de las células.
  Sus canales parten del hígado y el bazo.

3.er *dhatu*: *mamsa*

Mamsa puede asimilarse al tejido muscular. Sus funciones son:

- Cubrir el cuerpo y proteger su estructura.
- Llevar a cabo el conjunto de movimientos del cuerpo.
- Crear un campo de fuerza sobre los elementos materiales.

Sus canales parten de la piel y los tendones.

4.º *dhatu*: *medas*

Al significar, en sánscrito, grasa y médula al mismo tiempo, se asimila a los tejidos grasos. Sus funciones son:

- Dar untuosidad, lubricación e hidratación al cuerpo. Todos los lubricantes necesarios para el funcionamiento de los órganos y de las articulaciones provienen de *medas* (por ejemplo, la hidratación de la piel).
- Síntetizar las células g*rasa*s.
- Participar en la producción de la médula ósea (glóbulos rojos).

Sus canales parten del vientre y los riñones.

5.º dhatu: *asthi*

Se traduce literalmente como «hueso», y representa la estructura dura sobre la cual reposan los otros *dhatus*. Sus funciones son:

- Soportar el cuerpo y mantenerlo en posición vertical.
- Contribuir a lastrar el cuerpo y proporcionarle su estatura y su estructura concreta.

Sus canales parten del hueso pélvico.

6.º *dhatu*: *maya*

Considerado equivocadamente el sistema nervioso o el cerebro, es la médula ósea. Sus funciones son:

- Crear materia ósea y mantener la densidad de los huesos. En caso de debilitamiento, aparece la osteoporosis.
- Producir el color de la sangre dentro de los huesos. *Maya* está, por tanto, relacionada con *rakta*.

Sus canales parten de los huesos y las articulaciones.

7.º dhatu: *shukra*

Es el tejido protector del conjunto del organismo. Sus funciones son:

- Reproducción de los tejidos del organismo. Crea, diariamente, nuevas células cuantitativa y cualitativamente. Repara las partes dañadas del cuerpo, tales como heridas, fracturas...

Se divide en:

- El sistema reproductivo local (femenino y masculino) para crear un nuevo individuo.
- El sistema reproductivo global, que cubre el conjunto del cuerpo, cuyo papel consiste en autorreproducir el mismo individuo.

Shukra parte de los órganos genitales.

Observación: en los textos, *shukra* concierne tanto al sistema reproductivo femenino como al masculino. El sistema reproductivo femenino local se llama *arthava*. *Shukra y arthava* presentan una diferencia en su naturaleza: el primero es frío, mientras que el segundo es caliente. El calor de *arthava* permite la creación de óvulos listos para ser fecundados a partir de los ovocitos almacenados en los ovarios (fuego transformador). Explica también la temperatura corporal ligeramente superior de las mujeres.

Ojas

Ojas se sitúa después de *shukra*, pero no es un *dhatu*. Es el resultado final del refinamiento de cada *dhatu* por el *dhatu* siguiente, a partir de los jugos alimenticios. Es, por consiguiente, su propia esencia. A menudo se compara con la vitalidad, porque efectivamente es responsable de la existencia, de la estabilidad del organismo que controla.

Ojas posee las cualidades de la luna: es frío, untuoso y de color amarillo rojizo. Cuando *Ojas* disminuye, se desencadena un proceso degenerativo. También es responsable de los diferentes estadios del cuerpo, en relación al paso de la edad o a la evolución de una enfermedad. Por ejemplo, un anciano posee poco *Ojas*, dado que su cuerpo ya no es capaz de producirlo y sus reservas se van acabando con los años.

La siguiente comparación nos permite comprenderlo mejor. Imaginemos que el cuerpo es un banco. *Ojas* sería entonces la reserva de dinero y *vata* sería el cajero que lo distribuye según las necesidades.

Algunos principios básicos

Los *dhatus* son nutridos, unos detrás de otros, por *rasa*, que les aporta energía suficiente para funcionar. Ello implica que un *rasa* insuficiente o de mala calidad entraña la desnutrición del conjunto de *dhatus* y, por tanto, de todo el organismo.

En ciertas enfermedades, *rasa* se dirige directamente a un solo tejido, sin nutrir el resto. Es el caso, por ejemplo, de la obesidad, donde se dirige exclusivamente a *medas* o bien a *mamsa* en caso de hipermusculación. El resultado es que la persona presenta sobrepeso pero está débil.

Por otra parte, cada *dhatu* le proporciona la materia que él mismo ha refinado al siguiente *dhatu*, a partir de la cual este último podrá reconstruirse (ejemplo: *mamsa* se construye con la parte refinada de *rakta*). Asimismo, un *dhatu* de mala calidad acabará viciando al *dhatu* siguiente. De este modo, una enfermedad puede llegar a volverse crónica con el tiempo.

Agni, el fuego digestivo

Con *Akasha* («éter»), *Vayou* («aire»), *Apa* («agua») y *Pruthvi* («tierra»), *Agni* o *Tejas* es uno de los cinco *panchamahabhutas* («grandes elementos») que componen el conjunto de las sustancias, objetos y seres del universo. *Agni* es el fuego.

En el cuerpo humano, *Agni* es el fuego que permite toda transformación o conversión. Sin él, la vida es imposible porque **es responsable del metabolismo.** De su fuerza dependen la inmunidad y la salud. Con ayuda de los *doshas*, es responsable de la transformación de los alimentos en fluido nutricio, así como de la conversión de dichos fluidos en *dhatus*.

Los trece *Agnis*

- *Jatharagni* (literalmente «el fuego de las entrañas») es el *Agni* más importante, tanto en calidad como en cantidad. De su fuerza depende la del conjunto de los trece *Agnis*. Está presente en el conjunto del sistema digestivo y más particularmente en el duodeno. Es responsable de la transformación de los alimentos en fluido nutricional.
- *Dhatvagnis* (literalmente «fuego de los *dhatus*») son siete, uno para cada *dhatu*. Permite la creación de cada *dhatu* a partir del precedente y de *rasa*.
  Ejemplo: *raktadhatvagni* crea *rakta* a partir de la *rasa* que él mismo ha creado con su *dhatvagni*. Si éste fuera deficiente, el *rakta* creado sería de mala calidad y produciría numerosos desórdenes autoinmunes relacionados con este *dhatu*.
- *Panchabhutagnis* (literalmente «el fuego de los cinco elementos») son cinco, uno por cada elemento. Son responsables de la transformación de cada *mahabutas* presente en los alimentos, en elementos utilizables por el organismo.
  Ejemplo: cuando bebemos agua, el *Agni* es el responsable de la transformación del agua en sustancia metabolizable que nos permita hidratarnos.

Los diferentes estados de *Agni*

- *Samagni*: actividad normal del *Agni* con un tiempo de digestión medio de tres horas.
- *Vishamagni*: actividad irregular que se caracteriza por una capacidad digestiva y un apetito irregulares. A veces puede ser muy buen apetito con digestiones rápidas y en ocasiones puede tratarse de inapetencia con digestiones lentas.

- *Tikshnagni*: excesiva actividad de *Agni* que se caracteriza por una sensación permanente de hambre, con digestiones de dos horas como mucho, sean cuales sean los alimentos ingeridos.
- *Mandagni*: baja actividad del *Agni* que se caracteriza por una asimilación lenta (de cuatro horas o más), débil (con dificultad para digerir los alimentos pesados) e inapetencia permanente.

Ama, la obstrucción del organismo

Ama es la combinación de dos palabras: *A* o *Aa*, que significa «próximo», y Ma, que significa «veneno». Etimológicamente, pues, *Ama* es una sustancia «próxima al veneno». En Ayurveda, la palabra *Ama* se emplea para designar lo que no ha sido digerido o lo ha sido sólo parcialmente. En este sentido, todos los alimentos que se encuentren en pleno proceso digestivo son *Ama* y el sistema digestivo se denomina *amaashaya* o «receptáculo del *Ama*».

Cuando el *Agni* es débil (*mandagni*), produce un fluido nutricio parcialmente metabolizado y anabolizado. Las partículas que no han sido completamente transformadas no pueden ser anabolizadas y acaban por obstruir los canales de circulación (como el sistema digestivo) y volver pesados los *dhatus*. *Ama*, al tener *gunas* (cualidades) parecidas a las de *kafa* (pesado, frío, pegajoso), se concentra en los lugares propios de *kafa*, tales como las articulaciones o el corazón.

Consecuencias de *Ama*

En función de nuestra alimentación, de nuestra higiene de vida, de nuestro entorno (contaminación, lugares confinados), del estrés y de otros factores emocionales, todos los individuos producimos *Ama*, en mayor o menor grado.

Cuando su cantidad compromete el funcionamiento del organismo, la persona presenta los siguientes síntomas (parcial o totalmente): sensación de pesadez, particularmente a nivel del corazón, dificultad para levantarse por las mañanas, deseo constante de desperezarse, inflamaciones densas, somnolencia, pereza, digestiones difíciles (*mandagni),* fiebre, fatiga intelectual, mal aliento, sudor, deposiciones malolientes, sed y micción excesivas, mucosidades en la garganta y abdomen duro.

Cuando los *doshas* se mezclan con el *Ama,* crean numerosos desórdenes y enfermedades, que van de la fiebre a la poliartritis reumatoide.

Convertir el *Ama*

Ama no puede ser evacuado por el cuerpo, dado el riesgo de dañar los *dhatus* y todas las canalizaciones obstruidas. Sólo puede ser reconvertido en moléculas utilizables por el *Agni.* Además, ninguna cura de desintoxicación, incluida el *panchakarma,* podrá eliminar el *Ama* del cuerpo. La única solución pasa por aumentar los *Agni* defectuosos, en concreto el *jatharagni.* Ayuno parcial, alimentación ligera y una buena actividad física son los mejores medios para revitalizar el *Agni* y convertir el *Ama* en tejido sano.

Rasas, los seis sabores

El Ayurveda divide los alimentos en función de sus sabores, antes y después de la digestión, de su potencial (frío o caliente), así como de sus diferentes cualidades. Los sabores o *rasas* (no hay que confundirlo con el *dhatu* del mismo nombre) son de seis tipos: dulce, salado, ácido, picante, astringente y amargo.

Una alimentación equilibrada debe contener el conjunto de los seis *rasas,* en cantidades adaptadas a cada persona y su entorno. Cada uno de ellos actúa de manera concreta sobre el cuerpo, participa en funciones precisas del organismo y presenta aspectos positivos y negativos.

Madura, el sabor dulce

El sabor dulce es una mezcla de los elementos **agua y tierra**. Tiene como efecto inmediato el aporte de sensación de saciedad, placer, alegría para el cuerpo y el espíritu y energía, y deja la boca pastosa.

Por eso, la búsqueda del sabor dulce es una respuesta natural en caso de ansiedad o tristeza.

En cantidades moderadas, el sabor dulce:

- pacifica *vata* y *pita*, y aumenta el *kafa*.
- refuerza el conjunto de *dhatus* y, en ese sentido, favorece un bonito aspecto en la piel, cabellos fuertes y brillantes, refuerza el funcionamiento de los órganos sensoriales y aumenta la producción de *ojas*.
- mejora la calidad de *rasa* y *rakta*.
- aumenta la producción de leche materna, aunque también de los parásitos intestinales.
- cura las fracturas.
- refuerza las actividades cotidianas y nos mantiene en plena forma en situaciones de urgencia (por ejemplo, cuando se suministran perfusiones de glucosa tras un accidente).
- disminuye el efecto de cualquier veneno (por ejemplo, azúcar en el café).
- está particularmente recomendado para niños, ancianos, heridos y convalecientes de intervenciones quirúrgicas.

Ejemplos de alimentos de sabor dulce: el azúcar, la leche, el *ghee*, la pasta, el trigo, el arroz, las almendras... La noción de sabor dulce va más allá de lo que nosotros solemos entender por dulce, es decir, postres, frutas y caramelos.

Lavana, el sabor salado

El sabor salado es una mezcla de los elementos **fuego y agua**. El efecto inmediato del sabor salado es el aumento de la salivación, lo que provoca una ligera sensación de calor en las mejillas y en la garganta.

En cantidades moderadas, el sabor salado:

- pacifica el *vata* y aumenta *pita* y *kafa*.
- elimina todo tipo de rigideces, incluidas las musculares.
- libera los bloqueos en los canales circulatorios.
- descongestiona (licua el *kafa*).
- fragmenta las acumulaciones y las licua.
- abre el apetito, aumenta el *Agni* y mejora la digestión.
- da sabor y enmascara el gusto de los otros alimentos.
- lubrica y da untuosidad al cuerpo.
- provoca sudoración.
- penetra en los tejidos y actúa rápidamente.
- lacera, rompe tejidos, excrecencias y abscesos.
- desatasca las heces duras y reduce las heces pegajosas.
- purifica el cuerpo.
- hace madurar las células sin resecarlas.

Ejemplos de sustancias de sabor salado: sal de mar, sal mineral, *aljatha*, carnes.

Amla, el sabor ácido

El sabor ácido es una mezcla de **fuego** y **tierra**. Desde que entra en la boca, el sabor ácido produce sensaciones y picoteos en los dientes, lo que estimula las glándulas salivares y el apetito.

En cantidades moderadas, el sabor ácido:

- pacifica el *vata* pero aumenta el *pita*, el *kafa* y el *rakta*.
- aumenta el *Agni* y, de hecho, abre el apetito.
- ayuda a la digestión.
- aporta sentimientos de satisfacción tras su ingesta, además de un enriquecimiento de *Rasa*. Es muy útil para aumentar este *dhatu* (por ejemplo, en casos de deshidratación, diarreas...).
- redirige el *vata* hacia abajo, cuando está estancado (por ejemplo, en el estreñimiento) o toma un movimiento ascendente, contrario a su funcionamiento normal.
- estimula la función cardíaca.

- en razón de su toque frío relacionado con la presencia del elemento tierra, calma la sensación de ardor en aplicación externa. Por el contrario, en caso de ingerirse excesivamente, asociado o no a otros sabores, provocará la presencia del elemento fuego debajo del frío del elemento tierra.
- da sabor.

Ejemplos de sustancias de sabor ácido: yogur, mantequilla, limón, más de la mitad de las frutas (particularmente las frutas rojas), alimentos y bebidas fermentadas (pan, vino, vinagre, queso).

Katu, el sabor picante

El sabor picante es una mezcla de los elementos **aire y fuego**. Desde que entra en la boca, estimula la lengua, licua y hace salir secreciones contenidas en los ojos, la boca y la nariz, lo que produce sensación de quemazón en las mejillas, así como cierta irritación.

En cantidades moderadas, el sabor picante:

- aumenta *vata* y *pita* y pacifica el *kafa*.
- cura las infecciones de garganta, los *rashas* debidos a reacciones alérgicas y los pruritos, las dolencias de la piel, especialmente las debidas al *kafa* (pero debe evitarse en enfermedades de la piel dominadas por *pita*), las inflamaciones.
- seca las mucosidades, la *grasa*, la humedad y las heridas purulentas.
- acelera la digestión.
- abre el apetito, ayuda a la digestión y digiere el *Ama*.
- mejora la percepción de los otros sabores.
- limpia y dilata los canales corporales.
- deshace las acumulaciones lentas.
- reduce la obesidad y la letargia.
- es antiveneno.
- aumenta el riesgo de fracturas, lo que deteriora la calidad de los tendones y ligamentos que mantienen las articulaciones.
- produce agujetas.
- mitiga la reducción de leche materna y la fertilidad.

Ejemplos de sustancias de sabor picante: especias, ajo, cebolla, aceite, mostaza, orina.

Tikta, el sabor amargo

El sabor amargo es una mezcla de los elementos **éter** y **aire**. Tiene como función, en el momento de su ingesta, la limpieza de la boca y la imposibilidad de detectar ningún otro sabor.

En cantidades moderadas, el sabor amargo:

- pacifica el *pita* y el *kafa* y aumenta el *vata*.
- cura la ausencia de sabores y limpia la garganta.
- abre el apetito.
- ayuda a la digestión.
- cura las náuseas (si son debidas al *kafa*).
- calma la sed.
- es antiparasitario y antiséptico.
- antiveneno.
- cura las enfermedades de la piel (particularmente la lepra) y pacifica los *rashs*, pruritos y sensación de quemazón.
- reanima, en caso de pérdida de consciencia.
- baja la fiebre.
- seca la humedad contenida en el cuerpo, las heces, la orina, el pus, así como las *grasas*, tanto las del tejido muscular como la de la médula ósea. Todo lo que es de naturaleza untuosa en el cuerpo es absorbido por el sabor amargo.
- aumenta la capacidad intelectual, la comprensión y las percepciones sensoriales.
- purifica la leche materna.
- evacua todas las materias de naturaleza pegajosa.
- rompe las acumulaciones y restablece los canales de circulación.

Ejemplos de sustancias de sabor amargo: espinacas, endivias, café, cacao, cúrcuma, aloe.

Kashaya, el sabor astringente

El sabor astringente es una mezcla de los elementos **aire y tierra.** Sus efectos en la boca son la parálisis de las funciones bucales (percepción de sabores y secreción salivar), así como la contracción de la parte posterior de la garganta, lo que dificulta el paso de los alimentos.

En cantidades moderadas, el sabor astringente:

- pacifica el *pita* y el *kafa*, lo que aumenta el *vata*.
- limpia el *rakta* (reduce su densidad y viscosidad).
- cierra y limpia heridas y úlceras.
- como es tan secante, reduce considerablemente los niveles de humedad en el cuerpo, así como la masa *grasa*.
- es antidiarreico y hemostático.
- contrae los canales circulatorios (malo para el corazón).
- limpia los canales corporales.
- produce dolor (en razón de sus efectos constrictivos).
- consolida el *Ama*.

Ejemplos de sustancias de sabor astringente: té, leche de cabra, vino, la mayor parte de las legumbres.

Gunas – las cualidades

Cada sustancia posee sus *gunas*.

Se definen como **las cualidades ligadas a la materia que son el origen de sus efectos.** Sin las *gunas,* la materia no estaría definida. A través de su conocimiento podemos comprender, por ejemplo, la manera en que un alimento va a actuar sobre el organismo.

Existen 41 *gunas*, 20 de las cuales funcionan por parejas opuestas. Aquí se exponen los efectos más empleados:

Guru (pesado) - fermentación, fuerza, saciedad y aumento de peso, aumento de *kafa* y disminución de *vata* y *pita*.

Laghu (ligero) hambre, demacración, aumento de *vata* y *pita*, disminución de *kafa*.

Shita (frío) placer, frescor, para la salida de fluidos corporales, la sensación de quemazón, la sudoración, la sed y los desvanecimientos. Aumenta *vata* y *kafa*, disminuyendo *pita*.

Ushna (caliente) optimiza la digestión, aumenta la liberación de fluidos corporales, la sensación de quemazón, la sudoración, la sed y los desvanecimientos. Incrementa *pita* y reduce *vata* y *kafa*.

Snigdha (aceitoso) afrodisíaco, lubrica el organismo, da suavidad, fuerza y buena cara, aumenta *kafa* y *pita* y disminuye *vata*.

Rushka (seco) antiafrodisíaco, seca los fluidos corporales, produce sequedad y rugosidad, aumenta *vata* y disminuye *pita* y *kafa*.

Picchila (pegajoso) vitaliza, fortifica, vuelve macizo, mantiene la unión de los tejidos, aumenta los *dathus* y *kafa*, disminuye *pita* y *vata*.

Vishada (purificante) limpia, cura, evacua las mucosidades, debilita, vuelve ligero, disminuye *kafa*, absorbe humedades, aumenta *vata* y *pita*.

Drava (líquido) hidrata y disuelve, aumenta *pita* y *kafa*, disminuye *vata*.

Sandra (sólido) vuelve compacto, mantiene el crecimiento, aumenta los *dhatus* y el *kafa*, disminuye *vata* y *pita*.

Manda (embotado) retarda las acciones y los intercambios, aumenta *kafa*, pacifica *vata* y *pita*.

Tikshna (penetrante) acción rápida, quema, digiere, secreta y desengrasa, aumenta *pita* y *vata*, disminuye *kafa*.

Sthira (inmóvil) estabiliza, obstruye, para las secreciones aumenta *kafa*, disminuye *vata* y *pita*.

Sara (móvil) proporciona rapidez, deseng*rasa* los *dathus*, evacua los *malas* (heces, orinas, sudoración), rompe aglomerados, aumenta *vata* y *pita* y disminuye *kafa*.

Las propiedades de los alimentos

Léxico

A

Acidez gástrica: producción excesiva de jugos gástricos que provoca sensación de ardor a nivel de estómago y duodeno.
Aerocolia: acumulación de gas en el colon.
Afrodisíaco: en Ayurveda, toda sustancia que aumente la fertilidad.
Anafrodisíacos: En Ayurveda, sustancias que disminuyen la fertilidad.
Anupán: término sánscrito que designa una sustancia que acompaña la ingesta de un medicamento, facilitando su ingestión y aumentando los efectos de éste.
Aperitivo: todo aquello que abra el apetito.
Artrosis: enfermedad reumática degenerativa que consiste en la destrucción de los cartílagos de una o más articulaciones, cuya frecuencia aumenta con el envejecimiento.
Ascitis: derrame de un líquido seroso en la cavidad peritoneal, que provoca la distensión del abdomen.
Asma cardíaca: dificultad respiratoria relacionada con la insuficiencia cardíaca.

C

Cálculos renales: cristalización de las sales minerales y de los ácidos presentes en gran concentración en la orina, que se depositan en los riñones o el uréter.
Cistitis: inflamación de la vejiga.
Cólico: violento dolor abdominal.
Colitis: inflamación del intestino grueso (colon).
Coriza: goteo nasal característico del catarro.

D

Disuria: dificultad para evacuar orina.
Diurético: aquello que aumenta la producción de orina.

E

Esplenomegalia: aumento anormal del volumen del bazo.
Expectorante: que ayuda a evacuar las mucosidades presentes en la tráquea, bronquios y pulmones.

F

Fístula anal: comunicación anormal entre el canal anal y el exterior.

H

Hemorroides: dilatación e inflamación de las venas situadas entre el recto y la entrada del ano.

I

Ictericia: enfermedad caracterizada por la pigmentación amarillenta de la piel, a causa de la acumulación excesiva de pigmento biliar en la capa grasa subcutánea.

K

Kleda: término sánscrito que designa el conjunto de fluidos no utilizables por el organismo, habitualmente evacuados a través de la orina o el sudor.

L

Laxante: sustancia que acelera el tránsito intestinal.

P

Parásitos intestinales: gusanos que se desarrollan en el sistema digestivo. Fenómeno corriente en los niños, que afecta a su apetito, al tránsito intestinal y al crecimiento.
Peristaltismo: contracción de las paredes del sistema digestivo que permiten la progresión de su contenido.
Poliartritis reumatoide: enfermedad caracterizada por la inflamación crónica de las articulaciones, que puede comportar deformaciones o la destrucción completa de éstas.
Poliuria: excesiva producción de orina, superior a 2 litros por día.
Posdigestivo: traducción literal del sánscrito *Vipaka*. Se trata de un sabor posdigestivo que aparece y actúa sobre el organismo cuando los alimentos llegan al colon.
Purgante: acción laxante potente y rápida que permite la limpieza de los intestinos.

R

Raynaud, síndrome: problema crónico de la circulación sanguínea en las extremidades.
Reflujo gastrointestinal: regurgitación parcial del contenido del estómago hacia el esófago, lo que provoca inflamación y sensación de ardor.

S

Sedante: sustancia calmante en presencia de dolor, ansiedad, insomnio o hiperactividad.

T

Tifus: enfermedad infecciosa caracterizada por fiebre, estado de estupor y problemas digestivos.

U

Úlcera: erosión de la piel o de una membrana mucosa.
Uréteres: tubos musculares que unen los riñones a la vejiga, que impulsan la orina mediante movimientos peristálticos.
Uretra: canal que sirve para evacuar la orina y, en los hombres, el esperma.
Urticaria: erupción cutánea parecida a picaduras de insectos, acompañada de fuerte comezón.

V

Variz: inflamación y dilatación de una vena.
Vermífugo: sustancia que permite eliminar los parásitos intestinales.

Las bebidas

Jala – el agua

Gunas: ligera, pura, agradable, clara, vitalizante, fría.

¿Qué podemos considerar una «buena» agua?

El agua destinada al consumo cotidiano no debe presentar **ni sabor ni olor**. Las aguas con un sabor particular pueden ser útiles en caso de enfermedades y dolencias concretas, pero nunca deben ser utilizadas como agua de mesa por las personas que tienen una buena salud. El agua debe ser fresca del día. Una botella de agua abierta durante varios días altera el conjunto de *doshas*.

Según los textos antiguos, la mejor agua es la de lluvia, por su pureza. Sin embargo, actualmente y en Occidente no es posible beber agua de lluvia, tanto por razones prácticas como por cuestiones de contaminación ambiental. El agua que sale de nuestros grifos se almacena en cisternas y se purifica mediante diversos procesos químicos. Dicho acondicionamiento puede aportar al agua un sabor picante o salado. Los productos desinfectantes (como el cloro), son una combinación de elementos agua y fuego. Su incorporación al agua, aunque sólo sea puntualmente, modifica las cualidades iniciales de la misma.

Conviene saber: que el agua expuesta al sol, al viento o a los rayos de la luna capta las cualidades de dichos elementos. Por ejemplo: el agua expuesta a la luna será particularmente calmante.

Propiedades generales

- **Acción sobre *doshas* y *dathus***: el agua equilibra otros elementos tales como el aire o el fuego. Así, reduce la sequedad y la sensación de ardor causada por su exceso en el cuerpo. Su acción sobre los *doshas* depende del entorno del que tome las propiedades. Originalmente, equilibra los tres *doshas* (cf. *gunas*, más arriba).

El agua ***construye nuestro organismo***; el conjunto de nuestros siete *dathus* se ha originado a partir de ella. Es el aglutinante que permite a los elementos tierra (aminoácidos, minerales...) unirse para formar las diferentes células del cuerpo. Es estimulante, refrescante y da nueva vida. ¿Quién no se ha sentido renacer al beber un vaso de agua fresca en pleno verano o una tisana calentita en pleno invierno?

- **Acción sobre el sistema digestivo:** el agua permite una mejor percepción de los sabores. En efecto, sin este elemento, ninguna sensación gustativa sería posible. Limpia la boca durante las comidas, lo que permite el reconocimiento de los diferentes sabores. Así, durante las degustaciones para apreciar sutilezas de un alimento respecto de otro, el agua es la mejor bebida de acompañamiento. Durante las ingestas, el agua permite una buena digestión al humedecer el bolo en el estómago y ayudar a su desplazamiento hacia el intestino delgado.
- **Acción sobre la *Rasa*:** apoya particularmente este *dhatu* del que es componente esencial. Calma la sed y la fatiga. Es buena para el corazón.

Reduce el efecto de las drogas y los excitantes. Así, beberse un vaso de agua con un café, reduce efecto, sobre todo sobre el ritmo cardíaco. En caso de abuso de alcohol, el agua permite recuperar la presencia de ánimo, lo que equilibra el exceso de fuego y ayuda a su drenaje a través del sistema urinario. Sin embargo, el alcohol tiene la característica de ser penetrante, lo que permite su rápida difusión por el conjunto de *dhatus*. El gua, en cambio, no posee esta cualidad y no puede reducir las tasas de alcohol en sangre.

- **Acción sobre las funciones cerebrales:** al nutrir el líquido cefalorraquídeo (bajo *dosha Tarpaka kafa*), el agua asegura sensaciones de felicidad y mejora las funciones cerebrales. Todos podemos notar que cuando tenemos que enfrentarnos a una situación emocional difícil (como un examen o una competición) beber un poco de agua es una acción casi refleja.

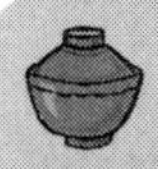

Truco: en caso de desvanecimiento o de ganas de dormir, mojarse la cara con agua fresca permite recuperar la presencia de ánimo.

Contraindicaciones

Incluso el agua tiene contraindicaciones, por lo menos en patologías en las que se aconseja limitar el consumo de la misma. El agua debe beberse en muy poca cantidad en caso de debilidad general, con *Agni* débil, aerocolia, anemia, diarrea, hemorroides, colitis, inflamaciones e hinchazones o demacración.

Incluso las personas con buena salud no deben beber demasiada cantidad. La cantidad recomendable se sitúa entre **1,5 y 2 litros** al día, siempre en razón de la persona y de la estación del año. Si se bebe en exceso, perturba el funcionamiento del metabolismo.

Secreto – Efectos del agua en la asimilación de alimentos

El consumo de agua durante las comidas tiene un impacto real en la corpulencia. Este truco es la base esencial de las dietas ayurvédicas para perder peso.

- Antes de la comida, el agua favorece la pérdida de peso.
- Durante la comida, el agua favorece la estabilidad del peso.
- Al final de la comida, el agua favorece el aumento de peso.

Diferentes tipos de agua

- **El agua de río**, en constante movimiento, es picante y reseca. Posee cualidades similares al *dosha vata*, que aumenta.
- **El agua de montaña** se recomienda por su pureza y ligereza.

- **El agua almacenada** es como el agua estancada. Posee cualidades parecidas al *dosha kafa.*
- **El agua almacenada en castillos de agua** (con escaleras y presencia humana) es picante y alcalina (contiene minerales) e incluso un poco salada. Esta agua reduce el *kafa* y el *vata*, y aumenta el *pita*. Es el agua que tomamos del grifo.
- **El agua almacenada en cisternas subterráneas** (sin contacto humano) es ligera, alcalina (contiene minerales) y salada. Abre el apetito, reduce el *kafa,* pero aumenta el *pita.*
- **El agua almacenada en pequeñas cisternas** es de naturaleza seca y dulce. Abre el apetito y puede aumentar el *kafa.*
- **El agua de mar** (en caso de beberse) perturba el conjunto de *doshas*, provoca enfermedades de la cabeza, del corazón y de la piel, así como elefantiasis.

Conviene saber: que, como se ha anunciado anteriormente, el agua adquiere las cualidades de su continente. Por ese motivo, beber agua almacenada en recipientes de metal permite que nos beneficiemos de las propiedades de dicho metal. En la India, las familias pudientes conservan el agua en recipientes de plata fina para que resulte más refrescante.

Shitayala – el agua a temperatura ambiente

- **Acción sobre los *doshas* y los *dhatus*:** el agua a temperatura ambiente disminuye *pita* aumenta *vata* y *kafa*. Resulta beneficiosa para **todos los problemas relacionados con un desequilibrio de *pita*** debidos a un exceso de fuego (*pita* también puede agravarse por un exceso del elemento agua).
- **Acción sobre el sistema digestivo:** calma la sensación de ardor y, lógicamente, la sed.
- **Acción sobre *rasa*:** se recomienda para combatir la fatiga y los efectos del alcohol.
- **Acción sobre *rakta*:** es útil en todas las dolencias relacionadas con el enviciamiento de este *dhatu*. Se recomienda de manera general en verano, en caso de desvanecimiento y de pérdida del conoci-

miento, de exposición al calor y de hemorragias, particularmente a nivel de orejas, nariz y ojos.

- **Acción sobre *maya*:** detiene temporalmente el vértigo.

Jamás debe beberse agua a temperatura ambiente en caso de dolor de espalda y de pecho (en particular si éstos se deben a problemas pulmonares), enfermedades relacionadas con problemas de *vata*, infecciones de garganta, dificultades con la digestión, tras una cura de desintoxicación (*panchakarma*), en caso de fiebre, de ingesta de *ghee* o de aceites con fines terapéuticos (*snehapan*) y de hipo.

Jamás debe beberse agua fría de la nevera. Simplemente, mata el *Agni* (fuego digestivo) y, de hecho, reduce considerablemente nuestra capacidad para digerir alimentos y nuestra inmunidad. Tomar agua fría directamente tras una exposición al sol o un esfuerzo físico, daña el *rakta* y provoca dolencias en la piel.

Ushnayala – el agua caliente

- **Acción sobre los *doshas* y los *dhatus*:** el agua caliente reduce el *kafa*, el *vata*, el *Ama* y *medas*, que son los principales factores en los problemas de salud (particularmente el *Ama*, cuyos síntomas están presentes en gran parte de la población). Naturalmente, aumenta el *pita*.
- **Acción sobre el sistema digestivo:** resulta ligera, abre el apetito y es digestiva. Es perfecta para mantener el *Agni* tras un *panchakarma*. Por donde pase, limpia los canales de circulación del cuerpo y aumenta su disponibilidad para el transporte de fluidos.
- **Acción sobre el sistema pulmonar:** es útil para descongestionar la garganta. Es buena para el asma, el hipo, la tos y las molestias en los costados relacionadas con problemas pulmonares.
- **Acción sobre *rasa*:** el agua caliente baja la fiebre.
- **Acción sobre el sistema urinario:** limpia la vejiga y es diurética. En caso de retención de orina, se bebe agua caliente y se aplica agua caliente en la vejiga.

Este principio es usado por los animales con sus cachorros. Si observamos una camada de gatitos, veremos que las madres lamen la zona pelviana de los cahorros para estimular la micción de los pequeños.

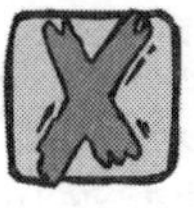

No beber agua caliente después de haber bebido leche, comido yogur o miel, ni en caso de desórdenes relaciona dos con una agravación del *pita*, hemorragias o abortos.

Kvathitayala – el agua hervida

- Lo más adecuado es hervir el agua que vamos a consumir hasta que quede un cuarto. Por ejemplo, hervir 1 litro de agua hasta que sólo queden 250 ml que será lo que ingeriremos. El agua hervida debe ser consumida el mismo día. Si dejamos que el agua hervida no se consuma durante la noche, el frío propio de la noche comprimirá las moléculas y volverá el agua ácida. El resultado será un aumento del *dosha kafa*, que no resultará calmante en absoluto.
- **Acción sobre los *doshas* y los *dhatus*:** el agua hervida que se consume tras haberla dejado enfriarse es ligera y equilibra los tres *doshas*, particularmente *pita*.
- **Acción sobre el sistema digestivo:** calma la diarrea y la sed.
- **Acción sobre el *rasa*:** acelera la recuperación tras una intoxicación alcohólica o por veneno. Al nutrir ese *dhatu*, disminuye la fatiga.
- **Acción sobre *maya*:** cura el vértigo.

Narikelodaka – el zumo de nuez de coco

***Gunas*:** sabor y posdigestivo dulce, frío, ligero y untuoso.

- **Acción sobre los *doshas* y los *dhatus*:** pacifica *vata* y *pita*, y es neutro para *kafa*.
- **Acción sobre el sistema digestivo:** aumenta el *Agni* y elimina la sed.
- **Acción sobre el *rasa*:** bueno para el corazón; se aconseja en caso de picos de glucemia.

- **Acción sobre el sistema urinario:** limpia la vejiga (útil en caso de desórdenes urinarios).
- **Acción sobre** ***shukra*****:** es afrodisíaco.

Kshira – la leche

Gunas**:** sabor dulce, astringente, posdigestivo dulce, untuosa, fría, pesada, pegajosa y ligeramente laxante.

Estamos habituados a la leche desde que nacemos, porque no suelen existir contraindicaciones ni restricciones para su consumo, siempre y cuando la persona no presente patologías o intolerancias particulares (lo que vale para todos los mamíferos). **La leche es la esencia de todas las plantas ingeridas por los animales,** por eso se trata de un alimento beneficioso.

Propiedades generales

- **Acción sobre los** ***doshas*** **y los** ***dhatus*****:** la leche disminuye y redirige *vata* y *pita*. Aumenta el *kafa* y el conjunto de *dhatus*, *rasa* y *shukra* en particular. Hervida con plantas, mejora las enfermedades de *rakta*. Enriquece el conjunto de *dhatus*, especialmente los más débiles. Se recomienda para los problemas que afectan a los elementos corporales producidos por los *dhatus* (*upadhatus*), tales como el cabello, la piel, las uñas, la leche materna y el feto. Gracias a presentar cualidades similares (teoría *samanya*: lo idéntico aumenta lo idéntico), aumenta directamente el *Ojas*. Esta especificidad es beneficiosa para la salud y la vitalidad.
- **Acción sobre el sistema digestivo:** La leche es beneficiosa en caso de intoxicaciones (alimenticias, con venenos, con drogas). Calma la sed excesiva, la sensación de ardor, la aerocolia, la inflamación del sistema digestivo (gastritis), los reflujos gastrointestinales, el estreñimiento nervioso, la diarrea (en particular la que presenta muchas mucosidades), las hemorroides y las fístulas (limpia el ano).

- **Acción sobre el sistema respiratorio y cardíaco:** la leche calma las crisis de asma y la tos (muy eficaz si la tos es seca) y mantiene la reproducción celular en caso de degeneración del sistema respiratorio o de enfermedades cardíacas.
- **Acción sobre las funciones cerebrales:** la leche mantiene las funciones cerebrales, lo que es muy útil en caso de desórdenes en las funciones mentales (incluida la falta de confianza en sí mismo, el insomnio, la locura...), así como para aumentar la concentración y las tareas intelectuales, como los exámenes. Disminuye la fatiga física. La leche es un aliado para soportar y reducir los efectos de las noches insomnes.
- **Acción sobre el *rasa*:** la leche baja la temperatura y nutre los tejidos debilitados en caso de fiebre crónica (de más de siete días), lucha contra la tuberculosis y la anemia. También combate los efectos del alcohol y actúa tanto en caso de estados ebrios pasajeros como en caso de alcoholismo por adicción.
- **Acción sobre el *rakta*:** la leche disminuye la inflamación de los tímpanos, permite prevenir/curar desvanecimientos y pérdidas del conocimiento. Detiene las hemorragias y calma las crisis de urticaria (tanto ingiriendo la leche como en aplicación externa).
- **Acción sobre el sistema urinario:** es diurética y ligera y apoya a la vejiga en caso de enfermedad (salvo en diabetes o poliuria).
- **Acción sobre *shukra*:** es un afrodisíaco, aporta fuerza de inmediato, **estabiliza los efectos de la edad (rejuvenece) y aumenta la esperanza de vida.** La leche es un excelente regenerador celular, porque nuestro cuerpo se construye durante la infancia a partir de la leche materna. Renueva la vida. Ayuda a curar enfermedades que se relacionan con el útero o la vagina y permite a las mujeres recuperar la pérdida de fertilidad y la fatiga causadas por un aborto. Ayuda a curar úlceras y heridas internas (particularmente tras una intervención quirúrgica), fracturas y luxaciones.
- Es beneficiosa en caso de problemas relacionados con el humo, el fuego, el viento o el sol.
- Se recomienda para niños, para personas heridas, para enfermos de sida, para personas extenuadas por la actividad física (depor-

tistas, obreros de la construcción...), para personas que siempre tienen hambre, ancianos, estériles o que necesitan recuperarse tras una enfermedad.

Gokshira – la leche de vaca

***Gunas*:** la vaca ingiere predominantemente hierbas de cualidades dulces y saladas. Su leche comporta, pues, cualidades de dichas hierbas. La leche de vaca tiene todas las propiedades generales de la leche más o menos pegajosa/viscosa. Por otra parte, permanece pesada y untuosa, así como lenta, dulce, densa y clara.

- La leche de vaca es excelente para pacificar el *vata*, el *pita* y para detener hemorragias. También es más regeneradora y reforzante que las otras leches. **Se considera la mejor leche.**

Aja kshira – la leche de cabra

***Gunas*:** la cabra bebe pequeñas cantidades de agua, se mueve mucho y come hierbas de cualidades amargas y picantes. Por eso, su leche es ligera, dulce, astringente y más fácil de asimilar que las demás (provoca menos intolerancia).

- **Acción sobre los *doshas* y los *dhatus*:** disminuye *vata* y *pita*, redirige el *vata* y aumenta un poco el *kafa*. Es útil para ayudar al organismo, sea cual sea la dolencia que sufra. Es particularmente eficaz en enfermedades degenerativas, tales como el sida, donde el paciente presenta una débil capacidad digestiva y la continua necesidad de regeneración celular. Esta leche debe escogerse **en caso de *Agni* débil** como en los estados febriles o de *Ama*.
- **Acción sobre el sistema digestivo:** aumenta el *Agni* y en consecuencia abre el apetito. Gracias a su astringencia, detiene la diarrea.
- **Acción sobre el sistema pulmonar:** cuida el organismo de las personas afectadas por asma o tuberculosis.

- **Acción sobre *rakta*:** se aconseja en casos de hemorragias frecuentes, como en la hemofilia.

Mahishi kshira – la leche de búfala

***Gunas*:** la búfala ingiere insectos asociados a diferentes tipos de hierbas de calidad nutritiva inferior. La suya es una leche dulce y astringente, muy pesada, untuosa y fría (más aún que la leche de vaca).

- **Acción sobre los *doshas* y los *dhatus*:** disminuye *vata* y *pita*, y aumenta fuertemente el *kafa*. Así, es excelente para luchar contra el insomnio. Presenta menos propiedades que la leche de vaca y produce mucha mucosidad. Crea un terreno propicio para el desarrollo de bacterias y parásitos.
- **Acción sobre el sistema digestivo:** es eficaz para pacificar a personas que presentan un *Agni* demasiado activo (sensación perpetua de hambre y digestiones cortas), calmando también el ardor de estómago.

Avika kshira – la leche de oveja

***Gunas*:** dulce, caliente, untuoso.

- **Acción sobre los *doshas* y los *dhatus*: su consumo raramente es beneficioso,** porque su única cualidad positiva es la de pacificar el conjunto de enfermedades debidas a desarreglos del *vata* (aunque esta cualidad es intrínseca a cualquier leche). Paralelamente, aumenta *kafa* y *Pita*.
- **Acción sobre el sistema respiratorio:** produce hipo, asma y tos.
- **Acción sobre *rasa*:** no es buena para el corazón

Manusa kshira – la leche materna

***Gunas*:** dulce, astringente, fría y ligera.

- **Acción sobre los *doshas* y los *dhatus*:** similar a la de cabra, la leche materna pacifica el *vata* y el *pita*, aumentando ligeramente el *kafa*. Su acción sobre los *doshas* puede variar en función de la alimentación de la madre y de su estado de ánimo.
- **Acción sobre el sistema digestivo:** aumenta el *Agni* y es excelente para abrir el apetito, al actuar rápidamente y aportar vitalidad.
- **Acción sobre *rakta*:** es buena en caso de hemorragias (particularmente para detener hemorragias nasales).
- **Acción sobre *mamsa*:** es **la mejor leche para las enfermedades oculares** en aplicación tópica (gotas para los ojos) y en ingesta (como alimento o para inhalar).
- **Acción sobre *shukra*:** acelera la cicatrización de las heridas importantes, relacionadas, por ejemplo, con un accidente.

Shitakshira – la leche fría

***Gunas*:** cuando está fría, la leche es más untuosa y pesada.

- **Acción sobre los *doshas* y los *dhatus*:** su consumo se desaconseja porque **es muy difícil de digerir** y produce muchas mucosidades, un exceso de líquidos no utilizables y *Ama*. Así, disminuye la fuerza del *Agni*, la inmunidad, y crea un terreno propicio para infecciones y parásitos.

Kvathitakshira – la leche hervida

***Gunas*:** cuando se ha hervido, la leche resulta mucho más ligera y no produce un exceso de líquidos ni mucosidades ni *Ama*.

- Como la leche es de naturaleza pesada, **todas las leches deberían hervirse antes de su consumo**. La única excepción es la leche de materna que bebemos tal cual desde el nacimiento.
- Pero si la leche hierve demasiado tiempo, resulta difícil de digerir.

El ordeño:

- Si el ordeño tiene lugar durante la noche o al amanecer, la leche será más fría, densa y untuosa que la ordeñada de día. Esta leche producirá flatulencias porque será muy difícil de digerir. Esta cualidad se debe a la falta de actividad de los animales durante ese momento de la jornada, lo que aumenta la presencia de *kafa* en su leche.
- Una leche ordeñada por la tarde es ideal, porque es buena para los ojos, aporta energía y redirige el *vata* cuanto éste sube en lugar de descender (por ejemplo, cuando duele la cabeza o existe vértigo). Además, reduce las flatulencias.

Truco: si un alimento es muy pesado y de naturaleza fría, tendrá tendencia a apagar el fuego digestivo. Para hacerlo más digestivo convendrá añadirle elementos relacionados con el fuego. Para digerir mejor la leche UHT hay que cortarla con agua, mitad y mitad, y podemos incorporar especias como el jengibre, la canela, los clavos, la cúrcuma... Luego la llevaremos a ebullición hasta que reduzca su volumen a la mitad.

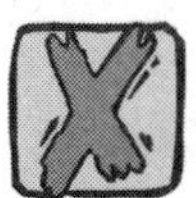

La leche jamás debe ingerirse junto con fruta fresca, sal, pescado, carnes y alimentos de sabor ácido (yogur) ni **verduras de hojas**, tales como las espinacas.

Se trata de asociaciones incompatibles porque las cualidades de la leche y estos otros alimentos son opuestas y producen numerosas dolencias, más o menos intensas en función de la fuerza del fuego digestivo: fiebre, indigestión, enfermedades de la piel, forúnculos, inflamaciones, debilitamiento, pérdida de memoria así como de las percepciones y capacidades intelectuales, hemorragias, cálculos renales, diabetes, fístulas anales y hemorroides. Tampoco puede consumirse tras una exposición al sol, bajo amenaza de hemorragias.

La polémica de la leche: lo que dice el Ayurveda

Es consumo de leche es un tema controvertido que se cuestiona cada vez más en Europa. Cada día es mayor el número de personas que presentan intolerancias a los productos lácteos. Así, todas las buenas propiedades aplicables a la leche, descritas anteriormente, resultan contradictorias dado el gran número de problemas que pueden experimentar las personas sensibles a la lactosa o a la proteína de la vaca.

¿Se equivocan los textos antiguos?

No. Muchos aspectos deben ser contemplados en relación al consumo de leche, y deben explicarse para poder entender que tanto los detractores de la leche como el Ayurveda tienen razón.

- **La leche que se bebe en la India no es la que tomamos en Europa.**
  La leche a la que se refiere el Ayurveda es la que proviene de vacas indias, sometidas a un clima cálido (que aumenta el *pita*).
  Una leche producida a partir de vacas que se mueven libremente en condiciones estupendas será mucho menos pesada que una vaca gallega, sometida a un clima lluvioso y fresco (que aumenta el *kafa*). Por otra parte, la hierba que comen las vacas indias tiene propiedades nutritivas diferentes de la hierba que ingieren las vacas europeas, dada la diferencia de climas: el forraje que crece en Europa es mucho más nutritivo y nada tiene que ver con el de la India. Por eso, la leche india es más digestiva y representa un alimento de base. Para ellos es como el pan para nosotros. Todos los indios beben leche cada día y no presentan intolerancias de ninguna clase.

- **Hay leches... y leches.**
  Existe la leche fresca y la leche UHT. La esterilización y el almacenamiento hacen la leche extremadamente difícil de digerir. ¿No lo habéis pensado nunca? ¡Guardamos en casa durante meses un alimento que se estropea en 24 horas! La leche UHT que puede conservarse durante meses es, por decirlo suavemente, una leche desnaturalizada.

Además, el proceso de esterilización se lleva, en efecto, las bacterias, pero también las enzimas que nos ayudan a asimilarla.

Cualquier alimento esterilizado pierde sus *bhutagnis* y se convierte en algo complicado de digerir.

- *Agni*

  La intolerancia o las alergias se manifiestan cuando un alimento es considerado por el organismo como un intruso que no se puede asimilar y, en consecuencia, es peligroso. La fuerza de nuestro *Agni* tiene mucho que ver en todo esto.

  Al llevar un estilo de vida contrario a nuestros ritmos biológicos, con estrés, contaminación, una alimentación inadecuada, falta de ejercicio físico y de aire puro, nuestro *Agni* se debilita notablemente y los alimentos, por poco pesados que sean, nos resultan imposibles de digerir. Los bebés y los niños pequeños suelen tener menos intolerancias a la leche porque su *Agni* es aún fuerte y joven. Progresivamente, y si las condiciones de vida no son las más apropiadas, la fuerza del fuego digestivo va desapareciendo y acabamos desarrollando intolerancias.

En resumen: la leche de consumo corriente en Occidente sólo puede ser asimilada por personas con un sistema digestivo muy fuerte, cosa cada vez menos común. Las intolerancias aparecen tanto por la naturaleza de la leche misma como por la debilidad de nuestro *Agni*.

Podemos beneficiarnos de sus propiedades hirviéndola con especias y cortándola con agua.

Takra – la leche de manteca

Receta: *bate un yogur con seis veces su volumen de agua, incorporando comino, granos de mostaza y cilantro fresco. Para los problemas relacionados con vata, las especias se reemplazarán por sal; para los problemas relacionados con pita, se sustituirán por azúcar y para los problemas de kafa, por jengibre y pimienta.*

Esta bebida está tan extendida como el *Tchai* en India. Se sirve para acompañar los *thalis* (plato tradicional que contiene los seis sabores) y se usa generalmente para mejorar la digestión. No debe confundirse con el *lassi*, una bebida dulce y pesada.

Gunas: sabor agridulce, con un trasfondo astringente, posdigestivo azucarado, caliente, seco, ligero. El cambio de cualidades entre el yogur y la *leche de manteca* se debe a la incorporación de agua durante la preparación.

Propiedades generales

- **Acción sobre los *doshas* y los *dhatus*:** la *leche de manteca* es apropiada para los desórdenes de *kafa* y *vata*, para las enferme-dades relacionadas con el exceso de *medas*, como la obesidad. A pesar de presentar un potencial caliente, no aumenta el *pita* gracias a su sabor dulce y astringente, así como a su naturaleza seca.
- **Acción sobre el sistema digestivo:** la *leche de manteca* aumenta el *Agni*, digiere el *Ama* y ayuda a la digestión del *ghee* (durante la fase de oleación de un *panchakarma*, por ejemplo). Permite recuperarse tras una intoxicación alimentaria, previniendo los vómitos y calmando los espasmos abdominales; cura la aerocolia y las inflamaciones del tubo digestivo. A nivel bucal, regula la salivación y la falta de percepción de los sabores (en caso de catarro, por ejemplo).

La *leche de manteca* es muy eficaz en caso de *Agni* deficiente, de diarrea, de hemorroides y de ascitis.

- **Acción sobre *rasa*:** cura la anemia y las fiebres virales.
- **Acción sobre *rakta*:** calma las inflamaciones y ayuda al bazo en caso de enfermedad.
- **Acción sobre *mamsa*:** cura la rigidez muscular que pueda estar debida a la falta de ejercicio o al *Ama*.
- **Acción sobre el sistema urinario:** es diurética.

Madya – los alcoholes fermentados

Definición: el término *Madya* designa todos los alcoholes producidos por fermentación de una materia prima, ya sea zumo de frutas, fruta fresca, azúcar o miel. Los alcoholes obtenidos por maceración o destilación, tales como el whisky, el coñac, el aguardiente o el vodka, presentan calidades diferentes.

***Gunas*:** sabor ácido, trasfondo dulce, picante, amargo, astringente, posdigestivo ácido, caliente, ligero, penetrante.

Propiedades generales

- **Acción sobre los *doshas* y los *dhatus*:** los alcoholes fermentados pacifican el *kafa* y el *vata*, pero agravan el *pita* y el ***rakta***. Nutren al tiempo que dan satisfacción al cuerpo y al espíritu, llegando hasta los más pequeños canales (vénulas) y limpiándolos. Son buenos para el timbre de la voz, el color de la piel, la apariencia general y la excelencia (porque mejora las capacidades intelectuales, ayudando a encontrar buenas ideas). Para beneficiarse de todas estas cualidades, **los vinos deben beberse según ciertas reglas**, es decir: en pequeña cantidad, diluidos si son fuertes, a horas adecuadas (el almuerzo, la cena...) y su consumo debe estar asociado a la ingestión de alimentos. Regulan el sueño: ayudan a dormir en caso de insomnio y espabilan en caso de trasnochar. También regulan el peso, al incrementarse o reducirse en función de las necesidades del cuerpo (con un efecto similar al del aceite de sésamo). Gracias a sus efectos sobre la condición mental (favoreciendo la alegría y la satisfacción), ayudan a equilibrar el peso. También ayudan a ganar fuerza, pero si se ingiere de manera excesiva, envejecen prematuramente a causa del calor producido, que consume los ***dhatus.***

- **Acción sobre el sistema digestivo:** cuando se toman como aperitivo (aumentan el *Agni*) limpian la vejiga, pero dan sensación de ardor de estómago. Dilatan los canales del cuerpo y favorecen las excreciones (laxante/diurético). **El alcohol es como una cuchilla:** puede crear úlceras en las paredes del sistema digestivo. Actúa y se extiende rápidamente por los canales corporales. Ayuda a los medicamentos a llegar fácilmente a las partes interesadas y él mismo puede considerarse un medicamento (fermentación de plantas medicinales). Por todo ello, debe imponerse la prudencia en su ingesta, particularmente en caso de estar tomando medicación, tanto si es alopática, homeopática o ayurvédica.
- **Acción sobre las funciones cerebrales:** los alcoholes **acaban con el miedo, la tristeza y el cansancio.** Dan coraje, madurez de espíritu y despiertan los sentidos, que se vuelven más vivos. Estos beneficios en el estado mental se producen siempre de que **la persona se sienta con un espíritu «sáttvico»** (de buen humor) y beber moderadamente... así es un verdadero néctar. En caso contrario, si el alcohol se toma con un estado de ánimo «rayásico» o «tamásico» (excitación, mal humor), el vino se transforma en veneno. Efectivamente, el vino no hace sino exacerbar las emociones preexistentes en el bebedor, lo que lo conduce a la pérdida de control en el consumo.
- Los alcoholes jóvenes (de menos de un año) son pesados y alteran los tres ***doshas***, particularmente el *vata*.
- Cuanto más añejo sea el alcohol, mejor resulta en todos los planos, no sólo en el gustativo. Resulta ligero, aumenta el *Agni* (en aperitivo), dilata y limpia los canales corporales, quita el miedo y la tristeza, alegra la vida y mantiene el equilibrio mental.

Mardvika madya – el vino

***Gunas*:** sabor dulce, ácido, astringente, posdigestivo azucarado, caliente, ligero, seco, laxante.

- **Acción sobre los *doshas* y los *dhatus*:** aumenta ligeramente el *vata* y el *pita*, disminuyendo el *kafa*. Produce poca fermentación en el sistema digestivo gracias al sabor azucarado de las uvas que controla la agravación del *pita*.
- Se indica para casos de demacración por enfermedad, fiebre, diabetes, anemia, varices, obesidad (reduce la *grasa* excesiva), mata los parásitos intestinales y limpia los canales de circulación.

Kharyura madya – licor de dátiles

***Gunas*:** astringente y dulce de sabor, caliente, ligero y purificante.

- **Acción sobre los *doshas* y los *dhatus*:** el alcohol de los dátiles aumenta el *vata*, es neutro con el *pita* y reduce el *kafa*. Disminuye el *medas*. Ayuda a la función cardíaca y despierta los sentidos, que se tornan agudos.

Sarkara madya – licor de azúcar

El alcohol se consigue a partir de la fermentación del azúcar, así que hablar de un licor de azúcar es un pleonasmo. En los textos se refiere a la producción de alcohol puro con sabor azucarado, destinado al consumo humano.

***Gunas*:** sabor y posdigestivo dulce y ligero. Presenta un efecto «alcoholizante moderado».

- **Acción sobre los *doshas* y los *dhatus*:** posee las mismas acciones sobre *doshas* y *dhatus* que el alcohol en general. Es específicamente bueno para el corazón y el color de la cara. Es útil en enfermedades que afecten la vejiga, apoya las digestiones y es fácilmente asimilable.

Guda madya – el licor *jaggery*

- **Acción sobre los *doshas* y los *dhatus*:** mismas *gunas* y acciones que el alcohol en general. **Enriquece el conjunto de *dhatus*,** aumenta la fuerza del *Agni* (como aperitivo). Es ligeramente laxante y reduce las flatulencias.

Sidhu – licor de zumo de caña de azúcar

Este alcohol es diferente al ron porque no sufre un proceso de destilación tras la fermentación. No se trata de un aguardiente.

- **Acción sobre los *doshas* y los *dhatus*:** aumenta el *vata*, el *pita* y disminuye el *medas*.
- **Reduce las enfermedades relacionadas con la agravación del *kafa*,** las inflamaciones, la ascitis y el exceso de grasas. Debe prepararse a partir de un zumo de caña de azúcar madura (*véase* capítulo sobre el azúcar de caña).

Madhvasava – licor de miel

***Gunas*:** dulce y pesado.

- **Acción sobre los *doshas* y los *dhatus*:** el alcohol de miel es cortante, penetrante y extremadamente útil para **curar la diabetes, la tos y el catarro.**

Shukta – el vinagre

***Gunas*:** sabor ácido, posdigestivo picante, caliente (aunque frío al tacto), ligero, seco y penetrante.

- **Acción sobre los *doshas* y los *dhatus*:** el vinagre disminuye el *vata* y el *kafa*, y aumenta el *pita*. Redirige el *vata* en su curso habitual hacia la parte inferior (útil en caso de estreñimiento nervioso).

- **Acción sobre el sistema digestivo:** aumenta la sensibilidad gustativa, es bueno como **aperitivo, digestivo** (tanto para las comidas como para digerir el *Ama*) y vermífugo. También actúa como diurético porque produce mucho líquido no utilizable por el organismo (*kleda*).
- **Acción sobre el *mamsa*:** es bueno para la musculatura cardíaca y para los ojos, pero puede dañar las cuerdas vocales (voz ronca).

Contraindicaciones generales

- El alcohol está contraindicado para toda persona en tratamiento por calor (como la terapia por aleación con toma de agua caliente durante todo el día, sudoración, típicos del *panchakarma*), así como a toda persona que trabaja a pleno sol, al lado del fuego o cerca de una fuente de calor. Se desaconseja en verano o en climas muy cálidos.
- Está prohibido para la gente que tiene mucha hambre o que sigue un tratamiento purgativo.
- De manera general, el alcohol no debe ser ni demasiado fuerte (demasiado penetrante), ni demasiado ligero (poco penetrante) y no debe ser transparente como el agua (¡como el vodka!). Tampoco debe calentarse.

Los cereales

Dhanya – los cereales

Tandula – el arroz

Presente en todas las ingestas, el arroz es la base de la alimentación en la India, así como en todo el conjunto de países asiáticos.

Gunas: sabor y posdigestivo dulce, trasfondo astringente, frío, untuoso, ligero.

- **Acción sobre los *doshas* y los *dhatus***: el arroz aumenta el *kafa*, ligeramente el *vata* y pacifica el *pita*. Es fortificante.
- **Acción sobre el sistema digestivo:** su acción específica consiste en ***calmar el apetito al ser fácil de digerir.*** El arroz es excelente para las personas con *Agni* débil que tienen que recuperar fuerza. Se conoce por su capacidad para hacer las heces compactas, calmando la diarrea, pero causando estreñimiento. Se trata de uno de los alimentos más fáciles y completamente asimilables, por lo que produce pocas heces. Es hidroabsorbente (propiedad que va bien cuando hay diarreas, ascitis o poliuria).
- **Acción sobre el *shukra***: afrodisíaco, da un *shukra* de buena calidad.
- Existen decenas de variedades de arroz diferentes, cada una con su propia denominación. El mejor es el *lohitaka* (arroz rojo) que forma parte de los arroces *shali*. Equilibra los tres *doshas* y puede consumirse con cualquier enfermedad.

La harina de arroz no cocida favorece la unión de los tejidos (cura fracturas), disminuye los parásitos intestinales y la diabetes.

Godhuma – el trigo

Gunas: sabor y posdigestivo azucarado, extremadamente frío, untuoso, pesado.

- **Acción sobre los *doshas* y los *dhatus***: el trigo pacifica el *vata* y el *pita* y aumenta el *kafa*. Por su alto poder nutritivo, **aumenta y estabiliza el conjunto de *dhatus*** y, en particular, del *shukra*. Fortalece.
- **Acción sobre el sistema digestivo**: el trigo da sabor. Es laxante y compacta las heces.
- **Acción sobre el *shukra***: es afrodisíaco y reúne las células separadas por un traumatismo (útil en caso de fracturas, operaciones...).

Yava – el centeno

Gunas: sabor azucarado y astringente, posdigestivo picante, frío, pesado, seco.

- **Acción sobre los *doshas* y los *dhatus***: el centeno disminuye el *kafa* y el *pita* y aporta un *rakta* de buena calidad. No reduce el *vata*, pero puede emplearse cuando el *vata* se bloquea (y se ve agravado) por *medas* (como en caso de sobrepeso, obesidad). Es apropiado contra todos los **desórdenes relacionados con la agravación del *kafa***. Cuando se utiliza con plantas astringentes (como el *haritaki*) aumenta la estabilidad (física/intelectual), la fuerza y estimula el *Agni* y las capacidades de comprensión.
- **Acción sobre el sistema digestivo**: reduce la sed, provoca flatulencias y aumenta la cantidad de heces.
- **Acción sobre el sistema respiratorio**: lucha contra la tos, el asma y las infecciones de garganta, reduciendo la producción de mucosidades.
- **Acción sobre *rasa***: cura la sinusitis y la coriza.
- **Acción sobre *rakta***: al purificar este *dhatu*, ayuda a curar enfermedades de la piel y da buen aspecto.

- **Acción sobre el *mamsa*:** es bueno para las cuerdas vocales y cura la tetanización de los muslos.
- **Acción sobre *medas*:** disminuye la producción de tejido graso.
- **Acción sobre *shukra*:** es beneficioso para la cicatrización de llagas.
- **Acción sobre el sistema urinario:** reduce la producción de orina. Es antidiabético.
- Existen dos variedades de centeno; la mejor es la que presenta granos más grandes.

Yurnahva/shyamaka – el mijo

***Gunas*:** sabor astringente y dulce, frío, seco y ligero.

- **Acción sobre los *doshas* y los *dhatus*:** el mijo pacifica el *pita* y el *kafa*, y aumenta el *vata*.
- **Acción sobre el sistema digestivo:** lucha contra la diarrea haciendo las heces compactas, pero puede provocar estreñimiento y flatulencias.
- Existen diversas variedades de mijo. El que se evoca en los textos es el *panizo de Italia*.

Las legumbres

Shimbidhanya varga – las legumbres

En Ayurveda, la familia de las leguminosas abarca lentejas de diferentes tipos (*toor dhal,* lentejas coral, judías, guisantes dólicos...).

Gunas: sabor astringente dulce, posdigestivo picante, frío y ligero.

Propiedades generales

- **Acción sobre los *doshas* y los *dhatus*:** en general, la legumbre reduce el *kafa* y el *pita*, pero aumenta el *vata*.
- **Acción sobre el sistema digestivo:** las leguminosas son hidroabsorbentes y reducen las heces compactas (útil en caso de dia-rrea diarrea diarrea diarrea o de heces pegajosas, pero tienen ten-dencia a estreñir y a producir flatulencias.
- **Acción sobre *rakta*: hemostático.**
- **Acción sobre el *mamsa*:** excelentes nutritivos de *mamsa*, pueden sustituir la carne.
- **Acción sobre *medas*:** se usan para las cataplasmas calientes o en masajes para reducir grasas (*udvartana masaje*). En ingesta, tienen una acción similar.
- En la cocina india, el *moong* y el *toor dhal* son lentejas que se tomas diariamente. Como ocurre con la soja, reemplazan, en términos nutritivos, las cualidades de la carne.

Shimbidhanya/mudgaparna – el *moong dhal*

Nombre latino: *Phaseolus trilobus*.
Gunas: sabor y posdigestivo dulce, frío y ligero.

- **Acción sobre los *doshas* y los *dhatus*:** el *moong dhal*, también llamado lentejas rubias, se considera la mejor legumbre de todas. Es el mejor alimento ligero. Es el que más pacifica el *kafa* y el *pita*, y aumenta el *vata* sólo ligeramente. No produce flatulencias pero puede llegar a estreñir. También es bueno para los ojos y para luchar contra la fiebre.

- Entre todos los *moong dhal*, la variedad verde es la mejor.

Tuvarika – el *toor dhal*

Nombre latino: *Cajanus cajan.*

- **Acción sobre los *doshas* y los *dhatus*:** aumentan ligeramente el *vata* y el *pita*, pacifican el *kafa*. Los guisantes de Angola **crean acidez gástrica, reflujos gastrointestinales y flatulencias**, por eso se recomienda añadirles *ghee* o mantequilla.

Masura – las lentejas coral

***Gunas*:** posdigestivo dulce, frío.

- **Acción sobre los *doshas* y los *dhatus*:** a causa de su posdigestivo azucarado, aumentan el *vata* y son excelentes para pacificar el *pita*. Aportan un ***rakta*** de buena calidad.
- Las lentejas coral son **buenas para la piel**. No producen flatulencias pero pueden estreñir.

Tchanaka – los garbanzos pequeños

***Gunas*:** sabor dulce y astringente, frío, ligero, seco, purificante.

- **Acción sobre los *doshas* y los *dhatus*:** este tipo de garbanzos corresponde a los que encontramos normalmente en las tiendas. **Pacifican el *pita, rakta* y *kafa*. Aumentan el *vata*** y pueden provocar flatulencias y estreñimiento. Se utilizan habitualmente para bajar la fiebre.

- La harina de garbanzos se emplea en gran número de recetas indias (como los célebres *ladus*).
- *Con leche y cúrcuma* limpian la piel.
- *Salteados con aceite* son un alimento fortificante.
- *Ingeridos tal cual o asados* (como aperitivo) pueden provocar enfermedades de la piel.

Tchana – los garbanzos grandes

Gunas: sabor dulce ligeramente astringente, frío y muy seco. Se usan mucho en la cocina del Punjab, en el norte de la India.

- **Acción sobre los *doshas* y los *dhatus*:** aumentan el *vata*, pacifican el *kafa* y el *pita*.
- **Acción sobre el sistema digestivo:** resecan, dan sed y producen flatulencias.
- **Acción sobre el *rakta*:** calman las hemorragias.
- **Acción sobre el *shukra*:** un consumo regular puede conducir a la impotencia masculina.

Masha – las judías *mungo* de semillas negras

Nombre latino: *Vigna mungo*. Estas judías son de la misma familia que la soja.

Gunas: sabor y posdigestivo dulce, caliente, untuoso y pesado.

- **Acción sobre los *doshas* y los *dhatus*:** estas judías son **ideales para pacificar el *vata*.** Aumentan *kafa*, *pita* y *shukra* (afrodisíaco) y los *malas* (orina, heces y sudor). Se presenta como el mejor ejemplo de sustancia pesada.
- **Acción sobre el sistema digestivo:** son laxantes.
- **Acción sobre el *mamsa*:** son útiles en caso de agravación de *vata* en *mamsa*, como en la hemiplejia, las contracturas o los problemas de eyaculación.

Kulata – los guisantes dólicos

Nombre latino: *Dolichos biflorus.*
Gunas: sabor astringente, posdigestivo picante, caliente, ligero.

- **Acción sobre los *doshas* y los *dhatus*:** disminuyen el *vata, kafa* y *medas.* Aumentan *pita, rakta* y *shukra* (afrodisíaco).
- **Acción sobre el sistema digestivo:** pueden provocar ardores.
- **Acción sobre *rasa*:** se aconsejan en caso de reuma, de sinusitis y pérdidas blancas o de desórdenes provocados por los *dhatus.*
- **Acción sobre *rakta*:** disminuyen las varices.
- **Acción sobre el *mamsa*:** hacen perder peso y regulan el metabolismo de las personas que padecen obesidad.
- **Acción sobre *ashti*:** calman la artritis reumatoide.
- **Acción sobre *shukra*:** mejoran los problemas de impotencia.
- **Acción sobre el sistema urinario:** son diuréticos, ayudan a evacuar cálculos de vesícula y renales.
- Para beneficiarse de sus cualidades curativas, los guisantes dólicos deben tomarse diariamente.

Khalaya – los guisantes

Gunas: sabor y posdigestivo muy dulce, frío y seco.

- **Acción sobre los *doshas* y los *dhatus*:** los guisantes aumentan excesivamente el *vata* y tienden a provocar flatulencias. A causa de su sabor y su posdigestivo tan azucarado, **deben evitarse en caso de desórdenes relacionados con el *kafa*** (por ejemplo, entre los diabéticos). Sin embargo, pacifican el *pita.* Tomados crudos o cocidos, pueden provocar diarrea.

Atasi – las semillas de lino

Gunas: sabor amargo y azucarado, posdigestivo picante, caliente, untuoso y pesado.

- **Acción sobre los *doshas* y los *dhatus*:** las semillas de lino pacifican el *vata* y el *kafa* y aumentan ligeramente el *pita*. **Disminuyen el *shukra*, y, en consecuencia, la fertilidad, y son malos para los** ojos y para la visión. En Ayurveda se utilizan únicamente en aplicación tópica en cataplasmas calientes para tratar la artrosis, la artritis reumatoide, el dolor y las inflamaciones.

La verdura

Shaka varga – la verdura

Gunas: sabor dulce y astringente, pesado, seco.

Propiedades generales

- **Acción sobre el sistema digestivo:** son laxantes y difíciles de digerir y pueden provocar flatulencias (más aún si están crudas o poco cocidas). Tienen tendencia a aumentar los *malas* (heces, orina, sudor).
- Una verdura será más o menos difícil de digerir en función de las partes consumidas. De la más ligera a la más pesada: flor, hoja, fruto, tallo y tubérculo (la pesadez de la patata es un buen ejemplo).

Garyara/Grunyana – la zanahoria

Gunas: sabor dulce y amargo, posdigestivo dulce, ligero, caliente y penetrante.

- **Acción sobre los *doshas* y los *dhatus*:** disminuye *vata* y *kafa*, y aumenta el *pita*.
- **Acción sobre el sistema digestivo:** la zanahoria estimula el *Agni*, es hidroabsorbente (aconsejada en caso de diarrea) y cura las hemorroides.
- **Acción sobre *rakta*:** en decocción, es un remedio excelente contra la tez cetrina. Su zumo es bueno para el color de la piel.
- **Acción sobre *shukra*:** afrodisíaco.
- **Acción sobre el sistema urinario:** diurético
- Aplicada en cataplasmas calientes, cura edemas y llagas purulentas.
- Sus semillas pueden usarse para curar enfermedades renales (drenante). Su consumo está completamente prohibido a las mujeres embarazadas con peligro de falso parto.

Vartaka/vruntaka – la berenjena

Gunas: sabor picante y dulce, posdigestivo azucarado, caliente pesado y penetrante.

- **Acción sobre los *doshas* y los *dhatus*:** pacifica el *vata* y el *kafa*, y aumenta ligeramente el *pita* y *shukra* (afrodisíaco). **Asada, disminuye el *kafa*, el *vata*, el *amas* y *medas* drásticamente.** Se recomienda a las personas que sufren fiebre, diabetes, artritis reumatoide, obesidad y arteriosclerosis, así como para todas las enfermedades relacionadas con *doshas* y *dhatus*, anteriormente citados.
- **Acción sobre el sistema digestivo:** es un aperitivo (estimula el *Agni*), ligeramente laxante y diurética.
- La berenjena inmadura, del tamaño de la palma de la mano es, en sí misma, amarga y ligera, pacifica el *kafa* y el *pita*, es fortificante y diurética. Estas berenjenitas se encuentran en tiendas de alimentos exóticos.

Tumbi/kushmanda – la calabaza

Gunas: sabor y posdigestivo azucarado, frío, pesado. Cuando madura se torna alcalina y ligera.

- **Acción sobre los *doshas* y los *dhatus*:** la calabaza joven pacifica el *vata*, el *pita* y el *rakta*, y aumenta el *kafa*. Cuando madura equilibra los tres *doshas* y estimula el *Agni*. Es muy nutritiva y estimulante. Esta verdura actúa sobre el *subdosha Apana vata*, responsable de la excreción en todas sus formas (desde heces al parto, pasando por la eyaculación), así que puede tomarse para combatir los desórdenes de esta índole. El consumo de calabaza se aconseja para recuperar el buen tono tras un período de convalecencia o tras una intervención quirúrgica para recuperar fuerzas y conseguir una rápida cicatrización.
- **Acción sobre el sistema digestivo:** la calabaza es purgante. Redirige los *doshas* a sus lugares correspondientes cuando se des-

plazan (por ejemplo, cuando se acumulan enzimas gástricas que conducen al vómito). Es vermífuga (si está lo suficientemente madura como para resultar alcalina).

- **Acción sobre el sistema respiratorio: ayuda** a las funciones respiratorias llamadas *pranavaha shrotas*, y puede usarse para cualquier enfermedad seria y crónica en los pulmones, como la tuberculosis.
- **Acción sobre las funciones cerebrales:** favorece las capacidades de comprensión y lucha contra los desórdenes de carácter psicológico. Por analogía, la calabaza se usa en Halloween para ¡hacer cabezas! Como la calabaza actúa sobre el *Apana vata* y aumenta la producción de esperma, es una **buena aliada contra la impotencia de origen psicológico.**
- **Acción sobre *rakta*:** como pacifica al mismo tiempo *rakta* y *Apana vata*, reduce el sangrado de las hemorroides, así como las heridas internas, tales como las úlceras.
- **Acción sobre el *mamsa*:** ayuda en la producción de la masa muscular.
- **Acción sobre *shukra*:** afrodisíaco sin parangón, favorece la renovación celular (creación de fetos, cicatrización).
- **Acción sobre el sistema urinario:** limpia los riñones, los uréteres y la vejiga.
- En uso externo, pacifica las irritaciones cutáneas y las llagas purulentas.

Ksavaka/chatra – los champiñones

La traducción literal de *Ksavaka* es «lo que provoca coriza».

Gunas: posdigestivo dulce, frío, pesado, pegajoso.

- **Acción sobre los *doshas* y los *dhatus*:** los champiñones agravan el *vata*, así como el *kafa* y el *pita*, aunque más moderadamente.
- **Acción sobre el sistema digestivo:** produce un exceso de líquidos no utilizables por el organismo, así como parásitos intestinales. También son laxantes. **Aumentan los vómitos, la diarrea, la fie-**

bre y todos los desequilibrios relacionados con *kafa* (a causa del exceso de líquidos generados - *kleda*).

- Si crecen de modo natural en un lugar sin contaminación como el bosque, no son tan nefastos. Tendrán entonces un buen valor nutritivo, particularmente para el *mamsa*, hasta el punto de poder sustituir la carne, y aumentan el *shukra* (afrodisíaco). Son buenos contra las indigestiones, la debilidad, y para luchas contra la tuberculosis (en ese caso deben mezclarse con leche y azúcar).

Chatavari – los espárragos

Gunas: sabor dulce y amargo, trasfondo astringente, posdigestivo azucarado, frío, pesado, untuoso.

- **Acción sobre los *doshas* y los *dhatus*:** equilibra *vata* y *pita*, y es neutro con el *kafa*. Son regeneradores (luchan contra la degeneración celular), nutre el conjunto de *dhatus* y es uno de los mejores nutrientes del *rasa*.
- **Acción sobre el sistema digestivo:** mejora las capacidades metabólicas para asimilar alimentos, estimula el *Agni* y reduce las hemorroides.
- **Acción sobre las funciones cerebrales:** aumenta las capacidades cognitivas y calma el espíritu (insomnio, hiperactividad, epilepsia).
- **Acción sobre *rasa*:** son buenos para el corazón (de donde parte el *rasa*) y aumenta la cantidad de leche materna tras el parto.
- **Acción sobre *shukra*:** los espárragos son afrodisíacos (es inútil recordar la analogía con la manera en que éstos crecen) y aumenta la producción de esperma. Los brotes de espárragos son amargos y pacifican *pita* y *kafa*.

Trapusa - el pepino

Gunas: sabor azucarado y ácido, posdigestivo dulce, frío, pesado.

- **Acción sobre los *doshas* y los *dhatus*:** el pepino pacifica el *pita* y *rakta*, es neutro con *vata* pero aumenta el *kafa*. Actúa contra la fatiga, los ardores, las hemorragias y la ictericia.
- **Acción sobre el sistema digestivo:** es difícil de digerir. En razón de los sabores dulce y ácido, aporta **un exceso de líquidos no utilizables por el organismo** (*kleda*) y calma la sed.
- **Acción sobre el sistema urinario:** es conocido por sus virtudes diuréticas. Ello se debe al *kleda*, porque lo único que hace es evacuar toda el agua que genera durante su digestión (y no aguas excedentes del organismo). No se recomienda, pues, en caso de edema o de retención de líquidos.
- Cuando se pone amarillo (señal de que ya no es fresco) sus *gunas* cambian. Se vuelve ácido y caliente, pacifica el *kafa* y el *vata*, pero aumenta el *pita*.

Mulaka – el rábano rojo

***Gunas*:** sabor dulce, picante y amargo, caliente y seco.

- **Acción sobre los *doshas* y los *dhatus*:** es ligero y pacifica los tres *doshas*. Es beneficioso para las cuerdas vocales, la garganta, el asma, los problemas oftalmológicos y la cavidad nasal. Es digestivo (mejora la digestión) y ayuda a percibir mejor los sabores (útil en caso de catarro). Un detalle importante: **es bueno cocerlo.** Crudo, agrava los tres *doshas*, pero salteado con aceite los reequilibra.
- Los **rábanos no frescos** (de más de una semana): son pesados para la digestión.
- Acompañados de otras verduras, los rábanos forman parte de algunos tratamientos ayurvédicos por sus cualidades digestivas.

Shimbi – las judías tiernas

***Gunas*:** sabor y posdigestivo dulce, frío, seco.

- **Acción sobre los *doshas* y los *dhatus*:** como en el caso de los guisantes, las judías verdes hacen estallar el *vata*, aumentan el *kafa* y pacifican el *pita*. Los ancianos no deben consumirlas porque el *vata* se ve agravado de manera natural con el proceso de envejecimiento.
- **Acción sobre el sistema digestivo:** su consumo lleva al estreñimiento, a las flatulentas y a diferentes desórdenes relacionados con la agravación del *vata*.

Karira – los brotes de bambú

***Gunas*:** sabor dulce y amargo, trasfondo astringente, posdigestivo azucarado, frío, pesado y rugoso.

- **Acción sobre los *doshas* y los *dhatus*:** los brotes de bambú agravan el *vata* y el *kafa*. Aunque el conjunto de sus *gunas* pacifican el *pita*, también pueden agravarlo cuando **fermentan excesivamente** en el sistema digestivo.
- **Acción sobre el sistema digestivo:** difíciles de digerir, pueden quedar estancadas en el intestino y provocar ardores, hinchazón abdominal (debido al proceso de fermentación) y, además, son hidroabsorbentes.

Palaka – las espinacas

***Gunas*:** sabor dulce amargo, frío, penetrante y cortante.

- **Acción sobre los *doshas* y los *dhatus*:** las espinacas agravan el *vata* y ligeramente el *kafa*, pero licuan este último cuando este *dosha* se acumula. Pacifican *pita* y *rakta*. Sólo son buenas si se hierven previamente, se escurren y se vierte aceite por encima (para contrarrestar la agravación del *vata*).
- **Acción sobre el sistema digestivo:** en tanto que verdura de hoja, no deben cocerse jamás en leche ni con mantequilla (asociación incompatible). En caso contrario, cuando el *Agni* no es suficientemente fuerte, esta asociación desencadenará enfermedades

serias (como las de la piel). Si se digieren correctamente, son **purgantes** y rompen las heces, lo que es útil en caso de estreñimiento, sobre todo en casos graves en que se corre el riesgo de oclusión intestinal. Como tienen tendencia a fermentar, producen muchos gases.

Aluka – la patata

Gunas: sabor y posdigestivo dulce, frío, pesado y muy seco.

- **Acción sobre los *doshas* y los *dhatus*:** la patata aumenta *vata*, *kafa* y *malas* (heces, orina y sudor) pero pacifica el *pita*. Es el principal tubérculo consumido en la mayor parte de países templados y fríos, porque su **larga digestión** permite, en contrapartida, mantener una temperatura corporal estable. Además, es fortificante.
- **Acción sobre el sistema digestivo:** estimula ligeramente el *Agni* (aunque éste debe ser de antemano lo suficientemente fuerte como para digerirla). Es fortificante y afrodisíaca.
- **Acción sobre *rasa*:** nutre largamente a este *dhatu* (cuando el *Agni* es bueno), lo que evita la hipoglucemia y cura la demacración.
- **Acción sobre *rakta*:** detiene las hemorragias.
- **Acción sobre *shukra*:** afrodisíaca.
- Deben evitarla los diabéticos, las personas obesas o con sobrepeso, los asmáticos y todos aquellos que sufran problemas relacionados con una agravación de *kafa* y *vata*.

Raktaluk – el boniato

Etimológicamente, «patata de color sangre».

Gunas: sabor y posdigestivo dulce, frío, pesado y untuoso.

- **Acción sobre los *doshas* y los *dhatus*:** el boniato pacifica el *vata* y el *pita* y aumenta el *kafa*, pero le da calidad al *Avalambaka kafa*, un *subdosha* responsable de la **lubricación pulmonar y cardíaca** (por ejemplo, es benneficioso en caso de palpitaciones).

- **Acción sobre el sistema digestivo:** puede emplearse para detener la diarrea.

Sarshapa – las hojas de mostaza

Gunas: sabor picante, amargo, posdigestivo picante, caliente, pesado, untuoso y penetrante.

- **Acción sobre los *doshas* y los *dhatus*:** pacifican *vata* y *kafa* y aumentan el *Agni*, pero elevan excesivamente el *pita* y el *rakta*.
- **Acción sobre el sistema digestivo:** producen ardores de estómago (por la fermentación) y obstruyen la eliminación de las heces y de la orina, haciéndolas densas. Son vermífugas y pueden consumirse en países fríos o durante las estaciones frías. **Aumentan la temperatura corporal** (lo que se aconseja cuando existe el síndrome de Raynaud).

Dhanyaka/Kustumburu – las hojas de cilantro

Gunas: sabor azucarado, amargo y astringente, ligero, frío y seco.

- **Acción sobre los *doshas* y los *dhatus*: equilibran los tres *doshas*, particularmente el *pita*.**
- Son buenas en caso de exceso de calor (como cuando se suda excesivamente). En aplicación tópica, calman las picaduras de insectos. Son diuréticas y antiveneno.
- Sus *gunas* y propiedades son ligeramente diferentes de las de las semillas de cilantro que se usan en cocina.

Palandu – la cebolla

Gunas: sabor picante, dulce, posdigestivo dulce, ligeramente caliente, muy penetrante, pesado y untuoso.

- **Acción sobre los *doshas* y los *dhatus*:** la cebolla pacifica el *vata*, aumenta el *pita* y ligeramente el *kafa* y *shukra*. Estabiliza los *dhatus* tras una enfermedad, ayuda en las capacidades intelectuales y fortifica. A causa de su alto poder de penetración, posee **muchísimos usos en aplicación tópica**. El zumo de la cebolla se usa en masajes sobre el vientre, en caso de dolores abdominales o flato, o para el dolor de oído. Cuando se aplica caliente sobre abscesos, los hace madurar rápidamente. Durante una crisis de epilepsia, su olor reanima al enfermo. En cocina, da mucho sabor y estimula las papilas.
- **Acción sobre el *mamsa*:** tonifica la musculatura y combate la relajación de los tejidos. Se utiliza como suplemento alimenticio para curar el prolapso anal.
- **Acción sobre *shukra*:** es afrodisíaca y limpia el sistema reproductor.

Rason/aristha/lashuna – el ajo

***Gunas*:** *pancharasa* incluye cinco sabores de los seis que hay (le falta el salado), con predominancia del sabor picante y dulce, posdigestivo picante, caliente, pesado, muy penetrante, untuoso y pegajoso.

- **Acción sobre los *doshas* y los *dhatus*:** el ajo pacifica *vata* y *kafa*, y es neutro con el *pita*. Cura problemas derivados de la agravación del *vata*, como los dolores abdominales, la aerocolia, el estreñimiento o la tos, cuando el *vata* se ve bloqueado por otro *dosha* o un *dhatu* en exceso (salvo si se trata de *pita* o de *rakta*). Regenera (lucha contra el envejecimiento) y apoya las funciones cerebrales.
- **Acción sobre el sistema digestivo:** es vermífugo y estimula el *Agni*. Mejora la anorexia (entendida como ausencia de sensación de hambre), la indigestión y calma las hemorroides.
- **Acción sobre el sistema cardiovascular:** es expectorante y se recomienda en casos de enfermedades cardíacas, particularmente la isquemia y el colesterol elevado, porque ayuda a que la sangre fluya. Mejora los sofocos debidos a la insuficiencia cardíaca.

- **Acción sobre** ***rasa***: el ajo digiere los residuos presentes en la sangre y, de hecho, ayuda a curar la fiebre crónica (de más de una semana).
- **Acción sobre** ***rakta***: se usa contra las enfermedades de la piel, como la lepra o el vitíligo, ya que calma las inflamaciones. Proporciona buen aspecto.
- **Acción sobre el** ***mamsa***: apoya las cuerdas vocales y los ojos (en caso de cataratas, o de dificultad para ver de noche).
- **Acción sobre** ***ashti***: refuerza el cabello y favorece la regeneración ósea tras una fractura.
- **Acción sobre** ***shukra***: es afrodisíaco y limpia el sistema reproductor masculino.
- El ajo es también bueno en forma de **aceite, para el dolor de oído** (hay que hervir el ajo en aceite hasta que este último se vuelve oscuro, y luego echar unas gotitas en la oreja dolorida).
- En cantidad moderada, se aconseja su consumo diario (salvo alguna contraindicación particular). De todos modos, hay que tener un buen *Agni* para digerirlo.

Nunca debe acompañar platos muy pesados y grasos, tales como pescados, carnes o leche. En caso contrario, el ajo provocará ictericia, fiebre, enfermedades dérmicas, demacración y debilitamiento perdurable del *Agni*.

Tampoco debe consumirse en las estaciones cálidas porque agrava el *pita*. En caso contrario, producirá dolencias relativas a la agravación del *pita* como cólicos, diarreas, inflamación de los tímpanos, náuseas, vómitos, anorexia, hipo, cólera, sofocos y somnolencia.

Estación de cura

- **En invierno** aporta fuerza, un bonito aspecto de cara y apoya el sistema inmunitario.
- En la India se recomienda durante la estación de lluvias para pacificar la agravación del *vata*.

Raktamaricha – el pimentón

Etimológicamente, «pimienta de color sangre».

Gunas: sabor y posdigestivo picante, muy caliente y penetrante.

- Acción sobre los *doshas* y los *dhatus*: el pimentón **agrava los tres *doshas*.** su consumo no es recomendable. Está proscrito en caso de diabetes y de hemorroides. Sólo se usa en alimentación (particularmente en la cocina india) más que por su capacidad de dar sabor a los alimentos. No posee ninguna propiedad terapéutica.

Putiha – la menta

Gunas: sabor y posdigestivo picante, caliente, ligero, seco, muy penetrante.

- Acción sobre los *doshas* y los *dhatus*: pacifica *vata* y *kafa*, redirige el *vata* hacia su cauce normal hacia la parte inferior, pero agrava el *pita*. Como produce una buena cantidad de *rasa*, la menta es buena para el corazón (desde donde parte de la *rasa* se extiende hacia el resto del cuerpo).
- **Acción sobre el sistema digestivo:** la menta estimula el *Agni* y realza el sabor de los alimentos. Es también un **aperitivo y un digestivo** que ayuda a la transformación del *Ama*. Mata los parásitos intestinales. Es apreciada por los niños, por lo que la menta es muy útil para combatir desórdenes comunes en la infancia.

La fruta

Phalani – la fruta

Draksha/mrudvika – la uva

Gunas: sabor y posdigestivo dulce, trasfondo astringente, frío, pesado y untuoso.

- Acción sobre los *doshas* y los *dhatus*: la uva pacifica *vata* y *pita*, aumenta el *kafa* y es nutritiva y fortificante. El Ayurveda la considera como la mejor fruta de consumo habitual.
- Acción sobre el sistema digestivo: la uva cura los reflujos gastrointestinales, la sequedad bucal, el amargor y las intoxicaciones, previene el vómito y calma la sed. Se conoce por su efecto laxante sobre el tránsito intestinal.
- Acción sobre el sistema respiratorio: es buena para la garganta y calma la tos y el asma.
- Acción sobre *rasa*: remineraliza a las personas anémicas y demacradas, baja la fiebre, clama el estado de embriaguez y la lengua de trapo.
- Acción sobre *rakta*: útil para luchar contra la ictericia y la gota, así como para detener hemorragias.
- Acción sobre el *mamsa*: transforma las fibras musculares de mala calidad en tejido viable (digiere toxinas y residuos). Según el Ayurveda, de la calidad del tejido muscular depende la calidad de las funciones de los órganos sensoriales y, particularmente, de los ojos. Así, un consumo regular de uva será beneficioso para la vista y las cuerdas vocales.
- Acción sobre *maya*: detiene el vértigo.
- Acción sobre *shukra*: es afrodisíaca.

- **Acción sobre el sistema urinario:** clarifica la micción en caso de orinas densas (presencia de albúmina y otras toxinas orgánicas) y es muy útil en caso de dificultad para orinar (disuria).

Suskadraksha – las pasas

Gunas: sabor dulce y astringente, posdigestivo dulce, frío, bastante ligero. El proceso de secado aumenta el elemento aire y convierte a las uvas pasas en más ligeras y astringentes.

- **Acción sobre los *doshas* y los *dhatus*:** las pasas **equilibran los tres *doshas*.** Actúan sobre los mismos desequilibrios que la uva. Rompen y licuan las mucosidades depositadas en los diferentes canales del cuerpo.
- **Acción sobre el sistema digestivo:** aportan alegría y sacian. Las pasas son particularmente laxantes (mucho más que la uva fresca), pacifican el ardor (hay que tener unas cuantas cerca cuando se toma un plato muy especiado).
- **Acción sobre *rasa*:** son un excelente nutriente para este *dhatu*, por eso son aliadas para luchar contra la fatiga y la hipoglucemia (muy consumidas por los corredores de fondo).
- **Acción sobre el sistema respiratorio:** son buenas para curar el asma y calmar sus crisis.
- **Acción sobre el sistema urinario:** ideales para calmar la cistitis.

Jaryura – los dátiles

Gunas: sabor dulce y astringente, posdigetivo dulce, frío y pesado.

- **Acción sobre los *doshas* y los *dhatus*:** los dátiles pacifican el *vata*, *pita* y los desórdenes realcionados con *kafa* y *vata*. **Aumentan el *kafa*, *shukra*, el peso y la resistencia**, lo que confiere a los *dhatus* una calidad buena.
- **Acción sobre el sistema digestivo:** los dátiles frescos calman el hambre y la sed, la sensación de ardor, los reflujos gástricos, las

intoxicaciones, el estado de embriaguez y la boca reseca. Curan la sequedad y el amargor de la boca, la ausencia de sabor, los vómitos y la diarrea.

- **Acción sobre el sistema respiratorio:** calman la tos.
- **Acción sobre *rasa*:** curan la anemia, la fiebre y la demacración.
- **Acción sobre *rakta*:** detienen las hemorragias, ayudan a conseguir un estado físico y emocional estable tras un coma o un desvanecimiento, evitando que vuelvan a ocurrir.
- **Acción sobre el *mamsa*:** son un excelente nutriente para *mamsa* y apoyan el funcionamiento del corazón, las cuerdas vocales y los ojos.
- **Acción sobre *shukra*:** ayuda a la cicatrización de heridas internas y externas (ulceras, postoperatorios).
- Los dátiles secos tienen efectos similares a los frescos, pero más pronunciados. Se emplean tradicionalmente en la India, para la fiebre tifoidea, lo que evita la desnutrición.

Falgu – los higos

Gunas: sabor y posdigestivo dulce, frío, pesado y untuoso.

- **Acción sobre los *doshas* y los *dhatus*:** pacifican *vata* y *pita*, aumenta el *kafa*, el *shukra*, la fuerza y... el peso.
- **Acción sobre el sistema digestivo: provocan flatulencias,** calman la sed, el ardor de estómago, el asma, la demacración, los reflujos gastrointestinales, las intoxicaciones, el estado de embriaguez y la boca seca, así como el amargor.
- **Acción sobre el sistema respiratorio:** calman el asma y la tos.
- **Acción sobre *rasa*:** remineralizan a las personas demacradas.

Moca/kadali – el plátano

Gunas: sabor dulce y astringente, posdigestivo dulce, ligeramente frío, muy pesado y pegajoso.

- **Acción sobre los *doshas* y los *dhatus*:** aunque sea en pequeña cantidad, el plátano aumenta en gran medida el *kafa*. Equilibra *vata* y *pita* y nutre convenientemente el conjunto de *dhatus* (por poco que el *Agni* pueda asimilarlo de manera óptima).
- **Acción sobre el sistema digestivo:** permanece mucho tiempo en el sistema digestivo y puede crear un tapón en caso de peristaltismo débil. Ello conlleva flatulencias, hace que las heces resulten pegajosas y, en consecuencia, difíciles de evacuar. Además, está completamente contraindicado en caso de parásitos intestinales.
- **Acción sobre *rasa*:** el consumo de plátano es apropiado en caso de *rasa* débil, como en la hipoglucemia, debilidad, demacración. Como aumenta fuertemente el *rasa*, **puede provocar catarros y asma...**
- **Acción sobre:** es afrodisíaco y ayuda a la cicatrización. El plátano verde o poco maduro es útil frente a las hemorragias, la sensación de ardor de estómago, la sed, la cicatrización de heridas internas (postoperatorias, por ejemplo) y la demacración.
- El plátano maduro es muy nutritivo y bien conocido por quitar el hambre y la sed. Es bueno frente a la debilidad ocular y la miopía (proporciona bastante de *mamsa*), pero en pequeñas cantidades para no provocar parásitos intestinales, que agravarían el problema.

Seva – la manzana

Gunas: sabor y posdigestivo dulce, frío y pesado.

- **Acción sobre los *doshas* y los *dhatus*:** la manzana pacifica el *vata* y el *pita* y aumenta el *kafa*. Participa en la **buena nutrición y enriquecimiento del conjunto de *dhatus*.** Favorece el sueño de calidad, aumenta la corpulencia (propiedad común a los alimentos que aumentan el *kafa*).
- **Acción sobre el sistema digestivo:** despierta las papilas gustativas (devuelve el sentido del gusto), reduce la sensación de ardor (por ejemplo, por hiperacidez), la diarrea con sangre y las hemorroides.

- Acción sobre *shukra*: es afrodisíaca.
- Como es pesada por naturaleza, se aconseja tomarla en forma de zumo acompañado de especias (como la canela).

Amrutafala – la pera

Gunas: sabor dulce, astringente, posdigestivo azucarado, frío y ligero.

- Acción sobre los *doshas* y los *dhatus*: la traducción literal de su nombre en sánscrito significa «fruta eterna». La pera pertenece a la familia de la manzana y comparte sus cualidades. Pero se diferencia de la anterior en que es ligera, lo que permite equilibrar los tres *doshas*. Es afrodisíaco y un nutriente de excelente calidad.

Narikela – la nuez de coco

Gunas: sabor y posdigestivo azucarado, frío, muy pesado y untuoso.

- Acción sobre los *doshas* y los *dhatus*: 1 nuez de coco pacifica *vata*, *pita* y nutre cualitativamente el *rakta*. Aumenta el *kafa* y refuerza el *mamsa*.
- Acción sobre el sistema digestivo: la nuez de coco es difícil de digerir, permanece mucho tiempo en el sistema digestivo y puede crear obstrucciones en caso de peristaltismo deficiente (de ahí los reflujos gástricos, el dolor de cabeza...), y flatulencias. Aporta saciedad y calma la sensación de ardor.
- Acción sobre *rasa*: es buena para el corazón y hace ganar peso.
- Acción sobre *rakta*: detiene las hemorragias.
- Acción sobre *shukra*: ayuda a la cicatrización de heridas internas y es afrodisíaca.
- Acción sobre el sistema urinario: limpia la vejiga.
- La nuez de coco seca (de larga conservación): produce sensaciones de ardor y de acidez, porque fermenta excesivamente en el sistema digestivo.

Amra – el mango

Gunas: sabor agridulce, trasfondo astringente, posdigestivo picante, frío, pesado...

- **Acción sobre los *doshas* y los *dhatus*:** pacifica el *vata*, aumenta el *pita* cuando se consume de forma excesiva, y aumenta el *kafa* aunque se consuma moderadamente. Nutre el *shukra* y refuerza el *rakta* y el *mamsa*. Es regenerador (lucha contra el envejecimiento y la progresión de las enfermedades degenerativas) y apoya las funciones cerebrales.
- **Acción sobre el sistema digestivo:** reduce la sensación de ardor. Es laxante, empuja el contenido de los intestinos hacia abajo y ayuda a evacuar heces y orina. También es hidroabsorbente.
- **Acción sobre *rasa*:** es bueno para las funciones cardíacas.
- **Acción sobre *rakta*:** da buen color de cara y detiene las hemorragias.
- **Acción sobre *ashti*:** refuerza el cabello.
- **Acción sobre *shukra*:** cicatriza las heridas internas (úlceras, operaciones) y es afrodisíaco.

Escojamos siempre mangos bien maduros y jugosos. El consumo de mangos verdes se desaconseja, porque poseen propiedades inversas a las descritas para el maduro: agravan el *vata* y el *pita*, vician el *rakta* y desencadenan hemorragias.

Dadima – la granada

Gunas: sabor ácido, dulce, trasfondo astringente, posdigestivo azucarado, ácido, poco caliente, ligero, untuoso.

Propiedades generales

- **Acción sobre los *doshas* y los *dhatus*:** de manera general, la granada pacifica el *vata* y el *kafa*, pero no el *pita* siempre que sea una variedad muy dulce. Reputada por pacificar el *pita*, sólo actúa sobre él cuando éste sale de su lugar de producción (el intestino delgado) y se reparte por todo el cuerpo (en casos de anemia o de hiperacidez). Por el contrario, si *pita* aumenta en sus sitios predilectos (intestino delgado, hígado, bazo, páncreas, *rakta*, *rasa*, linfa, sudor piel y ojos), el consumo no lo pacificará en absoluto.

- **Acción sobre el sistema digestivo:** puede ser un aperitivo (estimula el *Agni*) hidroabsorbente (vuelve las heces compactas). En caso de diarrea y de diarrea sangrante, se bebe una decocción de su piel.
- **Acción sobre *rasa*: su forma, que recuerda a un corazón, es, efectivamente beneficiosa para las funciones cardíacas.**

Existen tres tipos de granadas desde el punto de vista ayurvédico: la dulce, la agridulce y la ácida. Las dos últimas son las más comunes en Europa, donde el conjunto de frutas suelen ser más ácidas que en los países cercanos al ecuador, como la India.

- **La granada de tipo dulce:** es ligera y untuosa, pacifica los tres *doshas*, absorbe el excedente de agua y es muy nutritiva y fortificante. Calma la sensación de ardor de estómago, la fiebre, la sed, el mal aliento y los problemas de garganta. Es afrodisíaca (buena calidad del *shukra*), apoya a las funciones cerebrales y es buena para el corazón.
- **La granada agridulce:** es ligera, equilibra casi perfectamente los tres *doshas*, aunque aumenta un poco el *pita* (en razón de su punto de acidez). Es un aperitivo y despierta las papilas (da sabor).
- **La granada ácida:** reduce el *vata*, *kafa* y *Ama* y aumenta el *pita*.

Amalaki – la grosella india

***Gunas*:** sabor predominantemente ácido, dulce, astringente, picante, amargo, posdigestivo azucarado, frío, ligero y seco.

- Fruta típicamente india, el *amalaki* no es una fruta de consumo corriente, porque es muy ácida. Se emplea en Ayurveda por sus propiedades terapéuticas, en forma de polvo o de confitura (llamada *chyawanprash*).

- **Acción sobre los *doshas*** y los ***dhatus***: equilibra los tres *doshas* y posee un poder regenerador sin parangón. Compuestas de vitamina C en un 80%, el *amalaki* previene la degeneración de cualquier tejido vivo (es conservador por excelencia). Su acción antioxidante es superior al de la acerola. Prueba irrefutable de esta cualidad fabulosa es que el *amalaki* jamás se pudre, simplemente se seca. Una vez seca, conserva toda su concentración de vitamina C incluso después de haberla sometido a diferentes preparaciones (cocción, secado, reducción a polvo...). Es laxante, un potente afrodisíaco y regenerador. Presenta gran cantidad de propiedades. La más característica es su acción **antienvejecimiento**: conserva la fuerza, la vitalidad y estabiliza el proceso de envejecimiento.
- **Acción sobre el sistema digestivo**: abre el apetito, ayuda a la digestión de alimentos y de *Ama*. Calma los ardores y los reflujos gástricos. Se usa comúnmente por sus propiedades laxantes.
- **Acción sobre *shukra***: es afrodisíaco y nutre el feto en las mujeres embarazadas.

Karkandu/kola/badara – las ciruelas y los dátiles chinos (*yuyube*)

Gunas: sabor ácido y dulce, posdigestivo azucarado, pesado y untuoso.

- **Acción sobre los *doshas*** y los ***dhatus***: estas frutas, aunque de familias diferentes (respectivamente *Rosaceae y Rhamnaceae*), presentan cualidades comunes. Pacifican el *vata* y el *pita* y aumentan el *kafa*. Son laxantes (todos conocemos la fama de las ciruelas).
- Cuando se conservan, se vuelven más dulces, menos ácidas, más ligeras (y por ello, más digestas) y abren el apetito. No aumentan entonces ningún *dosha*, y calman la fatiga y la sed.

Mâtulunga – el limón

El limón a que nos referimos aquí es *Citrus medica*. Es de tamaño grande.

Gunas: disminuye y redirige el *vata* en su camino hacia abajo cuando éste asciende hacia la cabeza (vértigos). Es neutro para *kafa* y *pita*. Resulta beneficioso para el corazón, porque lo purifica, limpia la garganta y la lengua. Abre el apetito y es vermífugo. Se recomienda en caso de sed, de tos, de asma, de ausencia de sentido del sabor, de vómitos y de náuseas.

- **La piel:** amarga, caliente y pesada. Pacifica *vata* y *kafa*, es vermífuga y nutritiva.
- **La pulpa:** sabor agridulce, frío, pesado y untuoso. Pacifica *vata* y *pita* y aumenta el *mamsa*. Es buena para el intelecto, para los dolores abdominales, los vómitos y la indigestión.
- **La pulpa sin piel:** ligera, pacifica *vata* y *kafa*. Abre el apetito y es hidroabsorbente. Apoya las capacidades intelectuales, alivia la aerocolia, los cólicos y las hemorroides (dejan de sangrar) y detiene los vómitos.
- **El zumo:** pacifica *vata* y *kafa* y estimula el *Agni*. Es útil en caso de indigestión o dolores abdominales, de heces duras, de ausencia de gusto, de sensación de hambre y de estreñimiento.
- **Las flores:** ayudan a conseguir un sueño de corta duración. Resultan útiles para los insomnes, que consiguen cerrar los ojos, y para los que duermen en exceso, acortando su sueño.

Yambira – el limón pequeño

El limón en cuestión es *Citrus lemon*, que es pequeño.

Gunas: sabor y posdigestivo ácido, caliente, pesado.

- **Acción sobre los *doshas* y los *dhatus*:** pacifica *vata* y *kafa*, pero aumenta fuertemente el *pita*. Se recomienda en caso de ***doshas* agravados y mezclados con *Ama*** (*samavata, samapita, samakafa*).
- **Acción sobre el sistema digestivo:** se recomienda en caso de flatulencias, cólicos, sed, ausencia de apetito y parásitos intestinales. Torna las heces compactas.

- **Acción sobre el sistema respiratorio:** calma la tos seca, así como la tos productiva y la excesiva mucosidad (típicas del catarro).
- **Acción sobre *rasa*:** beneficioso para las funciones cardíacas.
- **Acción sobre *rakta*:** calma el dolor (sensación vehiculada por los nervios que son un subproducto de *rakta*).

Nimbu – el limón verde

Gunas: sabor ácido, posdigestivo dulce, caliente, ligero y suavemente penetrante.

- **Acción sobre los *doshas* y los *dhatus*:** gracias a su posdigestivo dulce pronunciado, el limón verde **equilibra los tres *doshas*** (no aumenta el *pita*, por lo menos). Es útil en todas las enfermedades derivadas de una agravación del *vata*.
- **Acción sobre el sistema digestivo:** abre el apetito (por eso se usa en tantos cócteles) y es digestivo. Reduce todo tipo de parásitos, tanto los del sistema digestivo como los de la sangre, así como cualquier clase de dolor abdominal. Se aconseja en caso de intoxicación y de toxinas que circulen por el organismo (antiveneno) o de obstrucción en la región del recto y del ano (hemorroides).

Naranga – la naranja

Gunas: sabor agridulce, posdigestivo azucarado, frío, pesado.

- **Acción sobre los *doshas* y los *dhatus*:** equilibra perfectamente el *vata*, disminuye *pita* y es neutra con el *kafa*. Sus **propiedades purificantes** se usan ampliamente en cosmética.
- **Acción sobre el sistema digestivo:** en pequeña cantidad, ayuda a digerir, despierta las papilas y realza los sabores.
- **Acción sobre *rasa*:** apoya el funcionamiento del corazón.
- **Acción sobre el sistema urinario:** limpia la vejiga.

Madhukarkati – el pomelo

La variedad aquí referida es *Citrus Maxima*.
Gunas: sabor agridulce, posdigestivo dulce, frío, pesado.

- **Acción sobre los *doshas* y los *dhatus*:** pacifica *vata* y *pita*, pero aumenta el *kafa*.
- **Acción sobre el sistema digestivo:** excelente hidratante útil para quitar la sed. Despierta las papilas en caso de ausencia de gusto.
- **Acción sobre el sistema respiratorio:** puede consumirse para luchar contra la tos, el asma y el hipo.
- **Acción sobre *rakta*:** calma las hemorragias.
- Sus hojas son beneficiosas en caso de epilepsia o de temblores.

Urumana – el albaricoque

Gunas: sabor agridulce, posdigestivo azucarado, caliente, pesado y untuoso.

- **Acción sobre los *doshas* y los *dhatus*:** pacifica fuertemente el *vata*, aumenta *pita* y *kafa*. Es afrodisíaco, fortificante y hace ganar peso. Se recomienda para **licuar *kafa*** cuando éste se vuelve denso (asma, tos severa).

Amlika/vrukshamla/cinca/tintidi – el tamarindo

El tamarindo es el fruto de un árbol tropical muy cultivado en India. También es conocido por el nombre de *Tamar hindi*.

Gunas: sabor y posdigestivo muy ácido, caliente y pesado.

- **Acción sobre los *doshas* y los *dhatus*:** redirige el *vata* cuando sube (vértigos, dolor de cabeza, náuseas, reflujos gástricos, tos seca...).

- El tamarindo fresco, muy ácido, pacifica el *vata* pero aumenta el *pita*, el *kafa* y el *rakta*. Puede provocar catarros o tos fuerte. Es muy apreciado por **las mujeres embarazadas** en las que el *vata* tiene tendencia espontánea a ascender y el *rakta* se empobrece en beneficio del bebé.
- Cuando está maduro, el tamarindo sigue siendo ácido pero se vuelve seco y azucarado. Entonces pacifica *vata* y *kafa*, y es neutro para *pita*. Es laxante.

Kalinga – la sandía

- **La sandía verde:** posee un sabor y posdigestivo azucarado, frío y pesado. Pacifica el *pita*, es neutro con el *vata* y aumenta el *kafa*. Tarda en digerirse y, de hecho, puede producir flatulencias.
- **La sandía bien madura:** se vuelve caliente, alcalina, hidroabsorbente y pacifia *vata* y *kafa*, aunque aumenta el *pita*.
- Ambos alimentos **reducen la vista y el *shukra* (anafrodisíaco)**; son nutritivos, laxantes y diuréticos. Sus semillas son fortificantes.

Jarbuya – el melón

***Gunas*:** sabor y posdigestivo muy dulce, frío, untuoso y pesado.

- **Acción sobre los *doshas*** y los ***dhatus*:** el melón pacifica mucho el *vata*, el *pita* y aumenta el *kafa*. Es fortificante, afrodisíaco, diurético y **limpia el conjunto del sistema digestivo.**
- Si es ácido y no está demasiado maduro, no debe consumirse. En caso contrario, favorece las hemorragias y dificulta la orina.

Lavali – las grosellas

***Gunas*:** sabor dulce, ácido, astringente, caliente, pesado y seco.

- **Acción sobre los *doshas*** y los ***dhatus*:** las grosellas pacifican el *pita*, *kafa* y las enfermedades derivadas de su agravación. Resultan neutras con el *vata*. Es un buen aperitivo y realzador del sabor. Reduce las acumulaciones excedentes, **las hermorroides y los cálculos renales.**

Ananasa/bahunetra – la piña

Gunas: sabor agridulce, posdigestivo azucarado, frío, pesado y untuoso.

- Su nombre en sánscrito (*Bahunetra*) significa «de múltiples ojos» (en relación a su piel).
- **Acción sobre los *doshas* y los *dhatus*:** la piña equilibra *vata* y *pita*, pero aumenta el *kafa*. Es fortificante.
- **Acción sobre el sistema digestivo:** despierta las papilas. A pesar de su sabor dulce, puede tomarse en caso de **parásitos intestinales**. Su azúcar atrae a los parásitos, los agrupa y, con su propiedad laxante, los evacua en las heces. Las hojas son excesivamente laxantes pero son igual de eficaces contra los parásitos.
- **Acción sobre *rasa*:** excelente nutritivo de ese *dhatu*, ayuda a reducir la menstruación, en caso de amenorreas.
- **Acción sobre *rakta*:** Al tener un *Agni* capaz de digerirla, la piña proporciona un *rakta* de calidad y, en consecuencia, mejora todas las enfermedades que resultan de su desorden, tales como ictericia, hepatitis, hemorragias... La piña pacifica también los desórdenes debidos al calor y a la exposición al sol.
- **Acción sobre *shukra*:** la piña debe evitarse durante el embarazo, sobre todo en los últimos meses, porque puede provocar contracciones. Sin embargo, en pequeñas cantidades, no estimula el útero.
- El zumo de piña no es recomendable. Crea muchos líquidos y un terreno propicio para infecciones e inflamaciones.

La fruta no debe tomarse nunca con leche. Se trata de una combinación incompatible, es decir, que el *Agni* se transforma en *Ama* y pierde fuerza. Los alimentos no digeridos se convierte en *Ama* y éste es responsable de muchísimos desórdenes.

Por ejemplo, beber cada día un vaso de leche con una pieza de fruta, produce problemas oftalmológicos, como la miopía.

Los frutos secos y la leche no están contraindicados, porque el ácido contenido en la fruta fresca es la responsable de la incompatibilidad, algo que en los frutos secos desaparece.

Shuskafalani – los frutos secos (provenientes de fruta fresca)

Gunas: si se secan mediante una fuente de calor - sabor azucarado, picante, posdigestivo dulce, seco, pesado. Si se secan por un sistema de ventilación - sabor dulce y astringente, posdigestivo azucarado, seco y pesado.

Los otros *gunas*, tales como el potencial, dependen de las cualidades inherentes a la fruta de origen.

- **Acción sobre los *doshas*** y los ***dhatus***: pacifican *vata*, *pita* y aumentan el *kafa*. Son **altamente nutritivos**, laxantes y provocan un exceso de flatulencias.

Shalatu & muluka – nueces y pistachos

Gunas: sabor y posdigestivo dulce, caliente, pesado y untuoso.

- **Acción sobre los *doshas*** y los ***dhatus***: pacifican eficazmente el *vata* y aumentan el *pita* y el *kafa*. Son afrodisíacos, fortificantes y hacen perder peso. Se recomiendan para **licuar *kafa*** cuando éste se vuelve muy denso (como en el asma o la tos severa).
- Estos *gunas* y sus propiedades son similares para las nueces de cualquier variedad (macadamia, pacanas, cajú, cacahuetes, etcétera).

Vatama – las almendras

Gunas: sabor y posdigestivo dulce, caliente y muy untuoso.

- **Acción sobre los** ***doshas*** **y los** ***dhatus*****:** también denominadas enemigas del *vata*, las almendras son un excelente equilibrante que pacifica la agravación de este *dosha*. Actúa directamente sobre el *rasa*, *ashti*/*maya*, *shukra* y *mamsa*/*medas*, aunque en menor medida. El fruto entero, con la cáscara, nutre el *shukra*. La semilla, que es la parte comúnmente ingerida, pacifica *vata* y *pita* (cosa rara en una nuez) y aumenta el *kafa*.
- **Acción sobre** ***rasa*****:** es altamente nutritiva y, en tanto que tal, se recomienda en caso de demacración y para aumentar la producción de leche materna. Produce un *rasa* de calidad que lo hace beneficioso en caso de amenorreas.
- **Acción sobre** ***rakta*****:** gracias a su potencial caliente (*gunas* que aumentan el *rakta*), debe evitarse en caso de hemorragias o de gota (enfermedad resultante de la agravación de *vata* y *rakta*).
- **Acción sobre** ***shukra*****:** las almendras son un poderoso afrodisíaco. Su piel se consume por la mañana en decocción, en el caso de los hombres, en los pueblos de la India.

Akshota – las avellanas

Gunas**:** sabor y posdigestivo dulce, caliente, pesado y untuoso.

- **Acción sobre los** ***doshas*** **y los** ***dhatus*****:** pacifica el *vata*, pero aumenta el *pita* (¡lo contrario que las almendras!) y el *kafa*.
- **Acción sobre** ***rasa*****:** la semilla es muy nutritiva y es útil en caso de demacración y de tuberculosis.
- **Acción sobre** ***rakta*****:** antiinflamatorio, su aceite se usa para aliviar la gota.
- **Acción sobre el** ***mamsa*****:** produce células musculares de calidad. Es muy útil en las enfermedades degenerativas, tales como la miopatía o la distrofia muscular.
- **Acción sobre** ***ashti*****:** la fruta entera, incluida la cáscara, alivia la artritis reumatoide.
- Sus hojas son vermífugas y antiinflamatorias.

La carne y el pescado

Mamsa varga – las carnes

Propiedades generales

La carne es el mejor alimento para aumentar la masa muscular (gracias a sus cualidades similares), la vitalidad y la fuerza. Debido a sus propiedades nutritivas, ayuda a las personas mayores, demacradas, estériles e incluso a las mujeres encinta (porque aporta una buena nutrición al feto). Es uno de los **mejores equilibrantes del** *vata* y, así, puede utilizarse en todas las enfermedades relacionadas con su agravación. El consumo de sangre animal de buena calidad purifica el *rakta*.

Estereotipos

Si bien la India es el país donde más se practica el vegetarianismo (más de la mitad de la población), no es a causa del Ayurveda, sino del hinduismo. Según el Mahabharata (libro sagrado de referencia), «la carne de los animales es como la carne de nuestros propios hijos». El Ayurveda, no obstante, no invita a la dieta vegetariana e incluye la carne en numerosos tratamientos.

Sin embargo, el consumo de carne no se justifica desde un punto de vista ayurvédico (equilibrio interno) en los países cálidos. De hecho, la carne es uno de los alimentos –o el alimento por excelencia– más difícil de asimilar. Cuando el cuerpo está sometido a temperaturas elevadas, el *Agni* se ve debilitado y deja de ser apto, salvo en casos particulares, para digerir correctamente la carne. Por otra parte, el tiempo de digestión de la carne es largo; ello permite, en los países fríos, conservar la temperatura del cuerpo de acuerdo con la temperatura exterior, lo cual no es necesario en los países cálidos. Así, el único tipo de carne consumido en la India por los no vegetarianos es el pollo. Las carnes rojas raramente se ingieren.

Gramyapaksina varga – las carnes blancas

Propiedades generales

Gunas: sabor dulce y astringente, frío y ligero.

Vartakâ – las codornices

- **Acción sobre los *doshas* y los *dhatus***: las codornices equilibran los tres *doshas*, estimulan el *Agni*, **secan y absorben las mucosidades** (apropiadas, pues, en caso de diarrea con moco).
- Salvajes, son ligeramente más calientes, pesadas, untuosas y muy nutritivas.

Tittira – la perdiz

Gunas: la perdiz negra presenta un sabor dulce, un posdigestivo picante, ligeramente caliente y pesado.

- **Acción sobre los *doshas* y los *dhatus***: la carne de perdiz negra equilibra los tres *doshas*. Se recomienda, entonces, en caso de enfermedad relacionada con alguno de los *doshas* o una agravación preponderante del *vata*. Reputada por sus **virtudes antienvejecimiento**, se aconseja en caso de signos prematuros de vejez (arrugas, canas...). Es fortificante y aumenta la inteligencia.
- **Acción sobre el sistema digestivo**: la perdiz negra es hidroabsorbente y aumenta el *Agni*.
- **Acción sobre *rakta***: es buena para el buen aspecto de la cara.
- **Acción sobre el *mamsa***: fortifica músculos y ojos.
- **Acción sobre *ashti***: refuerza el cabello.
- **Acción sobre *shukra***: afrodisíaca.
- La perdiz gris es fría, ligera y detiene las hemorragias.

Kuruta – el pollo

Gunas: caliente y untuoso.

El pollo salvaje

- El pollo de corral pacifica *vata* y *kafa* (es neutro para *pita*). Es nutritivo, fortificante, bueno para las cuerdas vocales, las orejas, los ojos y el corazón y, además, estimula la sudoración.

El pollo de granja

Gunas: sabor y posdigestivo dulce, caliente, untuoso y pesado.

- El pollo de granja pacifica el *vata*, aumenta el *kafa* y es neutro con *pita*. Estimula el *Agni* y la sudoración, y apoya las funciones cerebrales. También es útil en caso de demacración, de vómitos y de fiebre viral (entonces debe tomarse en caldo).

La polla de agua

- Es pesada, untuosa, nutritiva y aumenta el *kafa*.

Kukuttashavaka – el pollo corriente

Gunas: caliente, pesado y muy untuoso.

- Es muy nutritivo y aumenta el *kafa*. El caldo de pollo se usa en las enfermedades de uretra.

Kapota – la paloma

La paloma doméstica

Gunas: sabor dulce y astringente, posdigestivo azucarado, frío y pesado.

- Aumenta el *vata* pero pacifica *kafa* y *pita*. Cura las hemorragias y reduce la cantidad de heces.

La paloma salvaje

Gunas: sabor astringente, dulce y salado, bastante ligero (menos pesado que en la paloma doméstica).

♣ Disminuye la producción de orina.

Karanda – el pato

Gunas: sabor dulce y salado, posdigestivo azucarado, caliente y pesado.

♣ Pacifica el *vata* pero aumenta *pita* y *kafa*. Es afrodisíaco.

Malikaksa – la oca

Gunas: sabor y posdigestivo azucarado, frío, untuoso y pesado.

♣ La oca pacifica *vata* y *pita*. Es afrodisíaca y detiene las hemorragias internas.

Hamsa – el cisne

Gunas: sabor y posdigestivo dulce, caliente, pesado y untuoso.

♣ Su carne mejora los desórdenes relacionados con *vata*, pero aumenta *kafa* y *shukra* (afrodisíaco). El cisne es bueno para las cuerdas vocales, el color de la cara y la fuerza y sirve para perder peso.

Prasaha varga – los animales grandes

Propiedades generales

Gunas: sabor salado y posdigestivo picante.

- Este grupo engloba a los animales domésticos de tamaño grande y con pezuñas. Aumentan el *mamsa*, son beneficiosos para las hemorroides, la debilidad del *Agni* y la demacración.

Go Mamsa – el buey y la ternera

Gunas: en el hinduismo, la vaca es la **mascota de Krishna** (uno de los 10 avatares -encarnaciones- del dios Vishnu). En la India es una animal muy respetado por ese motivo y porque da leche, componente que forma parte de muchísimos platos y recetas culinarias. De hecho, el Ayurveda considera que la carne de ternera es sagrada.

- **Acción sobre los *doshas* y los *dhatus*:** estas carnes pacifican el *vata*, pero aumentan *pita* y *kafa*.
- **Acción sobre el sistema digestivo:** regulan el *Agni* y lo aumentan o disminuyen en función de su fuerza (aunque debe ser suficiente como para poder digerir la carne). Al tener tendencia a fermentar, pueden provocar sensación de ardor durante su digestión.
- **Acción sobre el sistema respiratorio:** calman la tos seca y el asma.
- **Acción sobre *rasa*:** luchan contra la fatiga, la demacración, el catarro crónico, la coriza, la fiebre viral e irregular (en caldo de carne sin los trozos, sólo el caldo).

Vrushabha – el búfalo

Gunas: sabor y posdigestivo azucarado, caliente y untuoso.

- Acción sobre los *doshas* y los *dhatus*: la carne de búfalo disminuye el *vata* pero aumenta *pita* y *kafa*. Aporta un sueño de buena calidad.
- Acción sobre el sistema digestivo: produce sensación de saciedad y permite luchar contra el estreñimiento.
- Acción sobre *rasa*: aumenta la producción de leche en las mujeres encinta.
- Acción sobre *mamsa*: da fuerza, tonifica, da firmeza y aumenta la corpulencia.
- Acción sobre *shukra*: es un afrodisíaco interesante porque provoca un efecto inmediato, aunque a largo plazo también funciona para la esterilidad.

Ashwa – el caballo

Gunas: picante, amargo, ligero y seco.

- Acción sobre los *doshas* y los *dhatus*: la carne de caballo pacifica el *kafa* y el *pita*, pero aumenta el *vata*. No hace perder peso.

Para mruga – otros animales

Harina – el ciervo

Gunas: posee los seis sabores; es frío, ligero y penetrante.

- Acción sobre los *doshas* y los *dhatus*: el ciervo pacifica los tres *doshas*, así como el *rakta*. De hecho, su consumo se recomienda en todos los casos. Gracias a su fácil asimilación, disminuye la cantidad de heces y las hace compactas. Da fuerza, calma la sed, es bueno para el corazón y limpia el sistema urinario.

Shasha – el conejo

Gunas: sabor dulce y astringente, posdigestivo picante, frío, ligero, seco y purificante.

- **Acción sobre los *doshas*** y los ***dhatus***: el conejo equilibra los tres *dhatus* y estimula el *Agni*, razón por la que se recomienda en cualquier estación del año y en las enfermedades causadas por la perturbación del conjunto de *doshas* (particularmente en la agravación intensa de *vata*, media de *pita* y ligera de *kafa*). Forma parte de las carnes menos grasas de las que disponemos. Es hidroabsorbente, hace las heces compactas y reduce la fiebre, la tos, el asma y los sofocos.

Aya – la cabra

Gunas: sabor y posdigestivo dulce, ligeramente frío, untuoso y pesado.

- **Acción sobre los *doshas*** y los ***dhatus***: esta carne no aumenta ningún *dosha*, si la cabra ha crecido libre (aunque sea un poco) en un medio natural. No produce exceso de líquidos ni de mucosidades, abre los canales del cuerpo y casi no fermenta, porque se digiere muy rápidamente (cualidad excepcional para una carne). En caso de crianza industrial, sus propiedades disminuyen y la carne aumentará ligeramente el *kafa* y el *pita*. Según el Ayurveda, esta carne es la más próxima a los tejidos humanos.
- **Acción sobre *rasa***: se recomienda en caso de demacración debida a una enfermedad, coriza crónica y rinitis.
- **Acción sobre *mamsa***: es especialmente fortificante y aumenta la corpulencia. Es la mejor carne para conseguir masa muscular (propiedad muy buscada entre los deportistas).

Avika – el cordero

Gunas: más frío, pesado y untuoso que la cabra.

- **Acción sobre los *doshas*** y los *dhatus*: el cordero pacifica *vata*, pero aumenta *kafa* y *pita*. **Nutre todos los *dhatus*** (aumenta *Ojas*) y *mamsa* en particular.
- **Acción sobre *rasa***: esta carne es apropiada en caso de demacración debida a enfermedades tales como la tuberculosis.
- **Acción sobre *shukra***: el trozo de carne que hay bajo la cola es afrodisíaco.

Vataha – el cerdo

Gunas: sabor y posdigestivo azucarado, caliente, pesado y untuoso.

- **Acción sobre los *doshas*** y los *dhatus*: la carne de cerdo pacifica *vata* y aumenta el *pita* y el *kafa*. Posee **propiedades equivalentes a las del búfalo, pero más marcadas**, es decir, que aumenta mucho la corpulencia, es un excelente afrodisíaco y sedante para encontrar el sueño.

El jabalí

- Presenta las mismas propiedades que el cerdo, pero **es más pesado** y difícil de digerir. La carne de jabalí aumenta el *mamsa*, *shukra* (afrodisíaco), la fuerza y el apetito.

Algunas recetas...

Carne + materia grasa + sal + asa foetida: indicado en caso de desórdenes de *vata*.
Carne + materia grasa + azúcar: indicado en caso de dolencias de *rakta*.
Carne a la brasa: indicada para las dolencias de *kafa*.
Carne + *ghee*: fortificante y regenerante.

Matsya varga – el pescado

Gunas: sabor y posdigestivo dulce, caliente y pesado.

Propiedades generales

El pescado, en general, pacifica el *vata* pero aumenta fuertemente *pita*, y el *kafa*. Al estar en constante contacto con el elemento agua, se enriquece, lo que los convierte en muy nutritivos y pesados. Según el Ayurveda, son **más nutritivos que las carnes blancas**. En algunas enfermedades, el pescado está contraindicado: diabetes, obesidad y sobrepeso, así como enfermedades de la piel. En general, la parte que se trabaja más (la musculatura, usada para moverse) es la más ligera (esto es, la cola en la mayoría de ocasiones).

Matsya tatini – el pescado de río

Gunas: sabor y posdigestivo dulce, caliente y untuoso.

- **Acción sobre los *doshas* y los *dhatus*:** este tipo de pescado pacifica el *vata* pero aumentan *pita* y *kafa*; además, es afrodisíaco y nutritivo. Reduce la cantidad de heces, pero produce hemorragias (sangrado de encías, por ejemplo). Presenta un **potencial nutritivo superior al pescado de mar.**

Matsya samudra – el pescado de mar

Gunas: sabor y posdigestivo dulce, caliente, untuoso, pesado.

- **Acción sobre los *doshas* y los *dhatus*:** el pescado de mar pacifica el *vata*, aumenta muy poco el *pita* y es afrodisíaco. **Aumenta el *kafa*, la cantidad de heces y la fuerza.** Como se mueve mucho con las aletas ventrales, la parte anterior de este pescado es más ligera que la parte posterior.

Matsya sarovara – el pescado de lago

Gunas: pesados y fríos.

- Es afrodisíaco, fortificante y **diurético.**

Matsya gramya – el pescado de vivero

Gunas: sabor y posdigestivo azucarado, untuoso.

- El pescado de vivero aumenta el *kafa*, **bloquea las heces** (recomendado en caso de diarrea) y ayuda en caso de dificultades para orinar.

Matsya andha – las huevas de pescado

Gunas: pesados y untuosos.

- Fortificantes, las huevas de pescado -y por tanto, el caviar- son **uno de los mayores afrodisíacos** gracias a *gunas* similares a *shukra.*

Laghumatsya – los pescados pequeños

- Estos pescados (normalmente usados para frituras) son **anafrodisíacos** (su consumo regular conduce a la esterilidad), pacifican el *vata* y la tos.

Bharyitamatsya – el pescado frito

- Es una **buena manera de preparar el pescado** para beneficiarse de todas sus propiedades. Este tipo de preparaciones aumenta sus cualidades fortificantes y nutritivas.

Samudrannam – mariscos y moluscos

Karkata – el cangrejo

Gunas: sabor y posdigestivo dulce, frío, pesado y untuoso.

- **Acción sobre los *doshas* y los *dhatus***: el cangrejo pacifica *vata* y *pita*, **aumenta el *kafa* y la cantidad de heces.**
- Las variedades de color negro presentan un potencial ligeramente caliente y son fortificantes.
- El cangrejo blanco, llamado cangrejo de tierra (corriente en los países exóticos como Guadalupe), es laxante, diurético y favorece la unión de los tejidos (útil en caso de fracturas).
- Los cangrejos rojos que encontramos en España y Europa no se mencionan en los textos ayurvédicos.

Shanka/sambuka – los moluscos

Gunas: sabor y posdigestivo dulce, frío, pesado y untuoso.
Como ocurre con el cangrejo, pacifican el *vata* y el *pita*, aumentan el *kafa* y la cantidad de las heces.

Shukti – las ostras

Gunas: sabor y posdigestivo azucarado, caliente y pesado.

- Pacifican el *vata*, pero aumentan *kafa* y *pita*.

Gramya Varga – animales de granja

Los animales de granja se mueven menos que los salvajes (particularmente los de crianza industrial) y suelen estar en entornos más secos que en su medio natural. Estas modificaciones de entorno repercuten sobre sus ***gunas*** originales. Cuanto más estático es el animal y más confinado vive, más dulce será el sabor de su carne y más potencial caliente tendrá, lo que pacificará el *vata* pero aumentará *kafa* y *pita*. Será fortificante y abrirá el apetito.

Este cambio de cualidades deben tenerse en cuenta para el conjunto de carnes que ingerimos (salvo en los productos de caza o pesca).

Reglas de consumo

- El animal debe haber muerto en poco tiempo y haber llegado a la edad adulta.
- No debe consumirse esa carne si no es completamente fresca, si está demasiado seca, si pertenece a un animal delgado u obeso, no adulto, que sufra alguna enfermedad o un exceso de toxinas (por diversas medicaciones), que haya muerto ahogado o en el agua.

Consecuencia de ingerir carne impura

- Carne excesivamente seca – anorexia (ausencia de hambre), coriza.
- Carne de un animal intoxicado – muerte.
- Carne de un animal enfermo – perturbación de los tres *doshas*.
- Carne poco fresca – náuseas, agravación de *vata* y delgadez.

Se debe tener en cuenta

La conservación aumenta los niveles de humedad propicios para el desarrollo de bacterias, la agravación del *kafa* y del *pita*. Hace la digestión más complicada porque cuanto más tiempo se pueda conservar un alimento fresco, más pesado se vuelve.

Gunas *de los diferentes trozos de carne*

- **Por encima del ombligo** – pesado en machos y ligero en hembras.
- **Por debajo del ombligo** – pesado en hembras y ligero en machos.
- Las hembras muertas mientras gestaban son difíciles de digerir.
- **Animales que se desplazan a cuatro patas** – las hembras son más ligeras que los machos.
- **Pájaros** – a causa de su afinidad con el viento y a su tendencia a la agitación, los pájaros son carnes muy ligeras. Los machos son más ligeros que las hembras, pero éstas son más nutritivas.
- Los animales pequeños son más nutritivos que los de talla grandes.
- Los animales jóvenes son más pesados, los adultos son afrodisíacos y nutritivos por lo general y los viejos son secos y aumentan el *vata*.

Cuanto más refinado come el *dhatu* (más cercano a *shukra* que a *rasa*), más pesado se vuelve. Así, el *rasa* de un animal es más ligero que su *rakta* y éste lo será más que su *mamsa*.

Teniendo en cuenta sus *gunas*, su potencial frío o caliente, sus efectos sobre el organismo y más precisamente sobre el *Agni*, así como su lugar de crecimiento, las carnes pueden clasificarse de la más ligera a la más pesada del siguiente modo: conejo, codorniz y ciervo (ligeros); paloma, gallo, pollo y pato (pesado pero caliente); buey (pesado pero estimulador del *Agni*); pescado, cerdo, cordero, cabra y oca.

El tipo de muerte

La muerte ideal sería la provocada por los animales de caza, como por ejemplo perros, o bien desangrados. De este modo, la carne conserva todas sus cualidades nutritivas. Los animales envenenados o intoxicados, y los animales enfermos, nunca deben consumirse.

Las materias grasas

Navanita – la mantequilla

La mantequilla fresca

Gunas: sabor y posdigestivo dulce, extremadamente frío y muy untuoso.

- **Acción sobre los *doshas*** y los ***dhatus***: esta mantequilla pacifica el *vata* y el *pita* y aumenta el *kafa*. Mejora la calidad de *rakta*. Tiene fama de mejorar la visión y ser beneficiosa para el conjunto de enfermedades oculares. Aporta suavidad al cuerpo, por ejemplo, a la piel.
- **Acción sobre el sistema digestivo**: absorbe los excedentes de agua (diarrea, ascitis...). Es útil en caso de pérdida del sentido del gusto, de irritación de las paredes del sistema digestivo y de hemorroides.
- **Acción sobre *rakta***: detiene las hemorroides.
- Gracias a su potencial frío y potente, es **una de las mejores sustancias grasas dulces.** No obstante, un consumo excesivo puede conducir a enfermedades resultantes de un superávit de cualidades frías, como catarros o tos con expectoración.

La mantequilla de larga conservación (no fresca)

Gunas: la conservación la torna pesada. Es la mantequilla de consumo corriente, la que se conserva en el frigorífico.

- **Acción sobre los *doshas*** y los ***dhatus***: esta mantequilla pacifica *vata* y *pita* y aumenta *kafa* y *medas*. Favorece así el **incremento de peso** y la fuerza. Es buena para las dolencias degenerativas como la tuberculosis o el sida. Se recomienda, en pequeñas cantidades, a los bebés y niños para apoyar su crecimiento.

Samtanika – la crema de leche

Gunas: sabor y posdigestivo dulce, pesado, untuoso.

- **Acción sobre los *doshas* y los *dhatus***: la crema pacifica el *vata*, normaliza el *pita* y el *rakta*, y aumenta el *kafa*. Es fortificante.
- **Acción sobre *rasa***: es una excelente materia prima para el *rasa*, a partir de la cual puede crear un líquido nutricio de buena calidad para enriquecer todo el cuerpo. Es esta nutrición cualitativa la que aporta un sentimiento de satisfacción tras la ingestión.
- **Acción sobre *rakta***: detiene las hemorragias.
- **Acción sobre *shukra***: es afrodisíaca.

Dadhi – el yogur

Gunas: Existen tres tipos de yogur, el dulce, el ácido y el muy ácido. Para todos, el resto de sabores es astringente de trasfondo, posdigestivo ácido, potencial caliente (aunque parezca refrescante al tacto), pesado y extremadamente untuoso.

Propiedades generales

- **Acción sobre los *doshas* y los *dhatus***: el yogur proveniente de leche hervida es el que se vende comúnmente en los comercios occidentales. Pacifica el *vata* y aumenta el *pita*, *kafa*, *medas* y *shukra*. También aumenta la producción de orina, la fuerza y la vitalidad. Es beneficioso en las estaciones frías.
- **Acción sobre el sistema digestivo**: aumenta el *Agni* y abre el apetito. Es beneficioso en caso de falta de sensibilidad gustativa (estimula las papilas), diarrea o irritación de los intestinos, tipo cólico.
- **Acción sobre *rasa***: ayuda a bajar la fiebre con escalofríos y sensación de frío (llamada fiebre irregular).

- **Acción sobre** ***medas***: se recomienda particularmente para las personas que padecen **sobrepeso** (más aún con azúcar y con *ghee*).
- El yogur preparado a partir de leche fría no es tan bueno (*véase* propiedades de la leche fría). Esos yogures son, generalmente, preparaciones caseras. Producen muchos líquidos y mucosidades y favorecen las infecciones y los parásitos intestinales.
- El yogur azucarado aumenta el *kafa* y el *medas*, pero pacifica *vata* y *pita*.
- El yogur de sabor ácido aumenta *kafa* y *pita*, pero calma el *vata*.
- El yogur excesivamente ácido perturba el *rakta*.

Go dadhi – el yogur de vaca

Gunas: sabor ácido, posdigestivo azucarado, untuoso.

- **Acción sobre los** ***doshas*** y los ***dhatus***: posee todo el conjunto de propiedades beneficiosas del yogur. Es particularmente fortificante y en la India se considera un **comestible sagrado**. En efecto, se trata de un presente ritual para los dioses durante las celebraciones hinduistas, denominadas *Puya*.

Aya dadhi – el yogur de cabra

Gunas: sabor azucarado, astringente, lígero.

Acción sobre los ***doshas*** y los ***dhatus***: el yogur de cabra equilibra los tres *doshas*. Es útil en caso de hemorroides (no deja que sangren), de asma y de problemas del sistema respiratorio, como la tos.

Mahisi dadhi – el yogur de búfala

Gunas: posdigestivo dulce, astringente, ligero.

- **Acción sobre los *doshas*** y los ***dhatus*:** aumenta muchísimo *kafa* pero pacifica *vata* y *pita*. Confiere un **sueño de buena calidad** pero produce somnolencia durante el día.

Avika dadhi – el yogur de oveja

***Gunas*:** sabor y posdigestivo azucarado.

- **Acción sobre los *doshas*** y los ***dhatus*:** produce un exceso de líquidos no utilizables (*kleda*), **perturba el conjunto de los tres *doshas*,** particularmente *kafa* y *vata*, y agrava las hemorroides.

Manusa dadhi – el yogur de leche materna

***Gunas*:** sabor ácido, posdigestivo azucarado, pesado, untuoso.

- **Acción sobre los *doshas*** y los ***dhatus*:** equilibra los tres *doshas* y es muy nutritivo, fortificante y **bueno para los ojos** (en uso oral).

Samtanika dahi – el yogur griego

***Gunas*:** más pesado, graso y untuoso que el yogur normal. Es dulce y menos ácido.

- **Acción sobre los *doshas*** y los ***dhatus*:** este tipo de yogur, designado en los textos como «crema de yogur», aumenta el *Agni*, el *kafa* y pacifica mucho el *vata*. Es neutro con *pita*. Es laxante.
- **Acción sobre *shukra*:** aumenta el *shukra* cualitativa y cuantitativamente. Ayuda a la **formación de esperma y su eyaculación** en gran cantidad, lo que incrementa las posibilidades de fecundación.

Mastu – agua de yogur

***Gunas*:** sabor ácido, astringente, posdigestivo azucarado, caliente, ligero. Sus propiedades y cualidades son parecidas a las de la leche de mantequilla.

- **Acción sobre los *doshas* y los *dhatus*:** pacifica *vata* y *kafa* y es neutro con *pita.*
- **Acción sobre el sistema digestivo:** calma la sed y **limpia los canales de circulación**, combate eficazmente las flatulencias, es laxante y digiere el *Ama*, así como las toxinas contenidas en los alimentos. Cura los espasmos del sistema urinario (en caso de cálculos renales, por ejemplo).
- **Acción sobre *rasa*:** es beneficiosa en caso de fatiga intelectual y de anemia.
- **Acción sobre *shukra*:** es afrodisíaca (disminuye el *shukra*) y, de hecho, debe evitarse en caso de esterilidad, de problemas de cicatrización o de cáncer.

Ghruta – el *ghee*

Receta: *Derrite una barrita de mantequilla en una cacerola y añade algunos granos de arroz. Hierve hasta que los granos de arroz hayan adquirido un tono marrón, señal que el* ghee *ya está listo. Una vez retirado del fuego, desecha la espuma que se haya formado sobre la mantequilla, así como los trocitos amarronados y los granos de arroz. Lo ideal es colar el* ghee *con un filtro de café. Una vez frío, se puede conservar a temperatura ambiente durante años.*

Ésta es una materia *grasa* tradicional de la India; se trata de mantequilla clarificada, llamada *ghee* (se pronuncia «gui») y considerada **la mejor sustancia grasa** y una de las mejores sustancias de sabor dulce. Los textos antiguos dicen: «El *ghee* posee 1.000 potenciales de curación, 1.000 efectos y puede servir de base para 1.000 recetas».

***Gunas*:** sabor y posdigestivo azucarado, calmante (cualidades similares a las atribuidas a la luna), dulce y pesado.

Propiedades generales

- **Acción sobre los** ***doshas*** **y los** ***dhatus*****:** el *ghee* pacifica *vata* y *pita*, aumenta el *kafa*, *medas*, *shukra* y *Agni*. Nutre cualitativamente el conjunto de *dhatus*, lo que lo convierte en un buen regenerador. Aporta una excelente aleación al cuerpo, así como vigor y fuerza, **aumenta la esperanza de vida** y estabiliza los efectos del paso del tiempo. Gracias a sus cualidades nutritivas sin igual, potencia la belleza, el encanto y la armonía del cuerpo, además de aumentar *Ojas* (por tener cualidades similares).
- **Acción sobre el sistema digestivo:** es un antiveneno. Cura los reflujos gástricos y calma el sistema simpático en caso de dolores, concretamente los relacionados con problemas intestinales (como cólicos). Por otra parte, reduce las flatulencias y cura la diarrea.
- **Acción sobre** ***rasa*****:** baja la fiebre y la debilidad provocada por una herida interna (operación, accidente). Da una bonita luz a la cara.
- **Acción sobre** ***rakta*****:** calma las crisis de herpes, detiene las hemorragias y pacifica las quemaduras y heridas en general.
- **Acción sobre** ***mamsa*****:** de la calidad del *mamsa* depende la de los órganos sensoriales. Al nutrir cualitativamente el *mamsa*, el *ghee* es beneficioso para los ojos, así como para las cuerdas vocales. Cura las quemaduras y previene los golpes de sol.
- **Acción sobre** ***maya*****:** es útil para controlar el vértigo, la cabeza que da vueltas y los desvanecimientos.
- **Acción sobre** ***shukra*****:** es afrodisíaco.
- **Acción sobre las funciones cerebrales:** el *ghee* se utiliza en tanto que tratamiento para la mayor parte de desórdenes de tipo psicológico (en forma de inhalación, llamado *nasya*) y para la pérdida de memoria (el Alzheimer). Aumenta la inteligencia, la capacidad de comprensión (estimula las funciones cognitivas) y la memoria. Acaba con los factores invisibles que causan las enfermedades que afectan tanto al cuerpo como al espíritu, como las bacterias o los demonios. Se le atribuye la capacidad de **eliminar el mal karma.**

- El *ghee* se recomienda para nutrir las necesidades específicas de los bebés, de los ancianos y de las parejas que desean procrear.

Go ghruta – el *ghee* de vaca

Gunas: sabor y posdigestivo azucarado, frío.

- **Acción sobre los *doshas* y los *dhatus*:** pacifica *vata*, *pita* y los efectos de las toxinas. El *ghee* de vaca es eficaz para las enfermedades oculares y da fuerza. Se considera el **mejor *ghee*.**

Hay que tener en cuenta: los textos antiguos también dan mucho poder a *ghee* de cabra, de búfala, de oveja y materno. Estos tipos de *ghee* no se hacen en la actualidad, particularmente en Occidente. Sin embargo, en la India, el *ghee* de búfala –más pesado y hemostático– se sigue elaborando de manera habitual.

Puranaghruta – el *ghee* añejo

Gunas: el *ghee* añejo debe tener por lo menos dos años de madurez para que las nuevas propiedades aparezcan ligadas a la transformación de su sabor. Con el tiempo, se vuelve picante en el posdigestivo.

- **Acción sobre los *doshas* y los *dhatus*:** con la aparición del posdigestivo picante, pacifica los tres *doshas*.
- **Acción sobre el sistema digestivo:** es más laxante y abre más el apetito que el *ghee* joven, y más eficaz en caso de intoxicaciones alimenticias.
- **Acción sobre *rasa*:** calma la irritabilidad y reduce todo tipo de fiebre, así como la demacración. Se aconseja para restablecerse de los efectos de una sustancia excitante y adictiva, como el alcohol.
- **Acción sobre *rakta*:** durante un desvanecimiento, su consumo permite volver en sí (en aplicación externa) y recobrar la presen-

cia de espíritu. Calma el dolor de cabeza –su consumo regular se aconseja a los que padecen migrañas frecuentes.

- Acción sobre *mamsa*: es beneficioso para las dolencias de oídos y ojos.
- Acción sobre *shukra*: actúa particularmente en el sistema reproductor femenino, lo que aumenta su fertilidad.
- Acción sobre las funciones cerebrales: calma el sistema nervioso y mejora la memoria. Se utiliza para estabilizar a los pacientes que sufren de epilepsia y para prevenir crisis en períodos particularmente favorables (por ejemplo, durante las menstruaciones). Cuanto más añejo sea, más eficaz resulta para **curar los desórdenes de carácter psicológico.**
- A causa de sus múltiples propiedades terapéuticas, el Ayurveda lo usa como base para numerosos tratamientos: *nasya* (inhalación de sustancias medicamentosas), *basti* (abluciones), y aleación de oídos. Éstos permiten tratar desvanecimientos, asma, catarros, tos, fiebre, intoxicaciones y enfermedades dérmicas.

Kumbhaghruta – el *ghee* centenario

- Este ghee debe presentar una madurez de entre once hasta cien años. Ese largo tiempo de maduración le confiere cualidades remarcables y lo hace precioso.
- Acción sobre los *doshas* y los *dhatus*: es eficaz **contra todas las perturbaciones del cuerpo y del espíritu** (bacterias, demonios, efecto de los planetas, fantasmas...). Pacifica los tres *doshas*, refuerza el sistema inmunitario y mejora la comprensión. Se considera una sustancia sagrada.

Todo alimento cocinado con *ghee* resulta delicioso, aromático, ligero, da fuerza y buen aspecto, calma el *vata* y el *pita* y refuerza la actividad visual.

Taila – el aceite

Tila taila – el aceite de sésamo

Gunas: sabor agridulce, trasfondo astringente, posdigestivo picante, caliente, sutil, penetrante, de rápida propagación. Sus cualidades son parecidas a las de las semillas de las que proviene.

- **Acción sobre los *doshas* y los *dhatus*:** aumenta el *pita* pero es neutro con *kafa* y resulta **la mejor sustancia para pacificar el *vata*.** Es antienvejecimiento, mantiene la buena salud y torna el cuerpo gracioso.
- **Acción sobre el sistema digestivo:** el aceite de sésamo da fuerza, estimula el *Agni*, dilata todos los canales del cuerpo, limpia hasta los más pequeños vasitos del cuerpo. Hace las heces compactas (muy útil en caso de diarrea) y purga los parásitos intestinales.
- **Acción sobre *rasa*:** elimina el cansancio y enriquece el cuerpo dándole sensación de satisfacción y saciedad.
- **Acción sobre *rakta*:** mejora la calidad de la piel y el aspecto de la cara (no produce *rash* por muy caliente y penetrante que sea). Por el contrario, si se aplica sobre una piel poco sana, agrava las enfermedades preexistentes. Sólo lo deben tomar las personas con un hígado sano, que no presenten un *pita* agravado, y en pequeña cantidad, y siempre debe alternarse con otros tipos de aceite. De lo contrario, vicia el *rakta*.
- **Acción sobre *mamsa*:** apoya la producción de células musculares, lo que repercute en la calidad de la piel, que proviene de la sintetización de las células. Es nefasto para los ojos en aplicación tópica o no medicamentosa (es decir, equilibrado con otras plantas), pero apoya la visión si se toma por vía oral. En aplicación oral, calma el dolor de oídos. Es beneficioso como ducha vaginal para mantener la tonicidad de los tejidos.

- **Acción sobre *medas*:** regula la corpulencia, engordando a los más flacos y adelgazando a los más gorditos.
- **Acción sobre *shukra*:** es afrodisíaco, acelera la curación de llagas y fracturas, de dislocaciones y de mordiscos de animales.
- **Acción sobre las funciones cerebrales:** procura una buena nutrición al cerebro y, por esa vía, aumenta las capacidades cognitivas.
- En base medicamentosa (hervido con plantas), puede usarse para todo tipo de enfermedades (en función de las propiedades de las plantas incorporadas). Para pacificar *vata*, se utiliza en forma de *basti* (lavados de colon), en *shirodhara* (chorrito de aceite sobre la frente) y para la alimentación, para los problemas oculares y de oídos.

Hay que tener en cuenta: la traducción literal de ***taila*** es «aceite de sésamo». Por convención, designa los aceites en general, lo que explica el pleonasmo ***tila taila.*** Ello demuestra la importancia de este aceite en Ayurveda.

Eranda taila – aceite de ricino

***Gunas*:** sabor azucarado, amargo y picante, trasfondo astringente, posdigestivo dulce, caliente, pesado, penetrante, pegajoso y sutil. Cuando es de buena calidad (no refinado) desprende un intenso olor un tanto repugnante.

- **Acción sobre los *doshas* y los *dhatus*:** el aceite de ricino pacifica *vata* y *kafa*, y es neutro con *pita*. Redirige el *vata* hacia abajo (útil en caso de dolor de cabeza, de reflujos gástricos...). Disminuye todos los *doshas* presentes en exceso en la parte inferior del cuerpo (bajo el ombligo) y resulta útil en todas las enfermedades que afectan a la región inferior (como en la tetanización de los muslos). Aumenta las defensas inmunitarias, lo que favorece la conservación de la buena salud.
- **Acción sobre el sistema digestivo:** estimula el *Agni*, disminuye las hemorroides (dejan de sangrar) y mata los parásitos intestinales.

- **Acción sobre** *rakta*: lucha contra la ictericia, la cirrosis y la hepatitis.
- **Acción sobre** *mamsa/ashti*: es una de las mejores sustancias para curar la artritis reumatoide (enfermedad debida a un exceso de *Ama* en las articulaciones y en el conjunto del cuerpo), la agravación del *vata* en los músculos, los nervios y los huesos (contracturas ciáticas, hernias), la gota, los dolores e inflamaciones de los huesos, de las lumbares y del abdomen. Aporta fuerza.
- **Acción sobre** *shukra*: es afrodisíaco y limpia los canales, particularmente *shukra* y *arthava*, que son, respectivamente, los órganos sexuales masculino y femenino.
- **Acción sobre las funciones cerebrales:** mejora la memoria y la actividad intelectual.

Vatama taila – aceite de almendras

Gunas: sabor y posdigestivo azucarado, caliente, pesado y muy untuoso.

- **Acción sobre los** *doshas* **y los** *dhatus*: pacifica *vata*, *pita* y aumenta *kafa*. Actúa específicamente sobre *ashti* y *maya*, lo que lo convierte en el mejor aceite para todas las dolencias que afecten **a los huesos y la médula ósea.**
- Igual que las semillas, controla el *vata* en todas las enfermedades ligadas a su agravación (tos seca, contracturas, estreñimiento, sequedad cutánea...).
- **Acción sobre el** *ashti*: ayuda a los huesos de los ancianos al ralentizar su degeneración. En los bebés, hace más denso el esqueleto con la simple aplicación externa.
- **Acción sobre** *maya*: apoya este *dhatu* cuando éste se empobrece, lo cual lo hace beneficioso contra los dolores en los huesos, la osteoporosis, la pérdida de conciencia y el vértigo.
- **Acción sobre** *shukra*: puede usarse en forma de ducha contra el picor vaginal.

Sarshapa taila – aceite de mostaza

Gunas: sabor y posdigestivo picante, caliente, altamente penetrante y ligero.

- Acción sobre los *doshas* y los *dhatus*: pacifica *kafa*, *vata* y *medas*, pero aumenta mucho *pita* y *rakta*. Despega los depósitos que se encuentra, tanto en aplicación tópica, en el sistema digestivo o en los diferentes *dhatus*.
- Acción sobre el sistema digestivo: el aceite de mostaza estimula el *Agni*, disminuye las hemorroides (dejan de sangrar) y mata los parásitos intestinales.
- Acción sobre *rakta*: es útil en enfermedades de la piel dominadas, particularmente, por una agravación, del *kafa*, los *rash* (debidos a una agravación de *vata* que saca al exterior el *subdosha Bradyak pita*) así como el prurito. No debe usarse en caso de hemorragias
- Acción sobre *mamsa*: antiséptico, limpia las llagas.
- Acción sobre *medas*: incorporado a la alimentación, favorece la disminución de la *grasa* en el cuerpo. Su efecto adelgazante puede usarse también en aplicación externa en personas -sola y exclusivamente- cuya piel no sea reactiva ni sensible.
- Acción sobre *shukra*: anafrodisíaco, disminuye la fertilidad.

Nimba taila – aceite de *neem*

- El *neem* (pronunciado «nim») es la corteza de un árbol indio. Es un potente antiséptico, utilizado -entre otros- en la prevención y cura de la malaria. Su aceite posee propiedades diferentes, porque los *gunas* se han modificado durante el proceso de elaboración.

Gunas: sabor amargo ligeramente caliente.

- Acción sobre los *doshas* y los *dhatus*: el aceite de *neem* posee, aproximadamente, las mismas cualidades que el aceite de mostaza. Excelentes para reducir el *kafa*, pacifica *vata* y es neutro con *pita*.

- **Acción sobre el sistema digestivo:** mata parásitos intestinales.
- **Acción sobre *rakta*:** comúnmente se utiliza para curar enfermedades de la piel (por ejemplo, en aplicación tópica y sistemática para la psoriasis).

> El aceite de *neem* y el de mostaza (así como los de *vidanga* y de *Shigru*) comparten cualidades: penetrante, ligero, caliente, picante de sabor y de posdigestivo, laxante (empuja las heces hacia abajo), pacifica *vata/kafa*. Están indicados en caso de parásitos, diabetes y enfermedades que afectan a la piel o a la cabeza.

Narikela taila – aceite de nuez de coco

***Gunas*:** azucarado en sabor y posdigestivo, frío, pesado.

- **Acción sobre los *doshas* y los *dhatus*:** el aceite de coco calma *vata* y *pita*, y aumenta *kafa*; produce un exceso de líquidos no utilizables por el cuerpo (*kleda*), que lo hace diurético. Apoya las funciones cerebrales. Se recomienda para calmar a las personas sujetas al cólera, para **luchar contra el calor** en verano, prevenir y curar los golpes de calor.

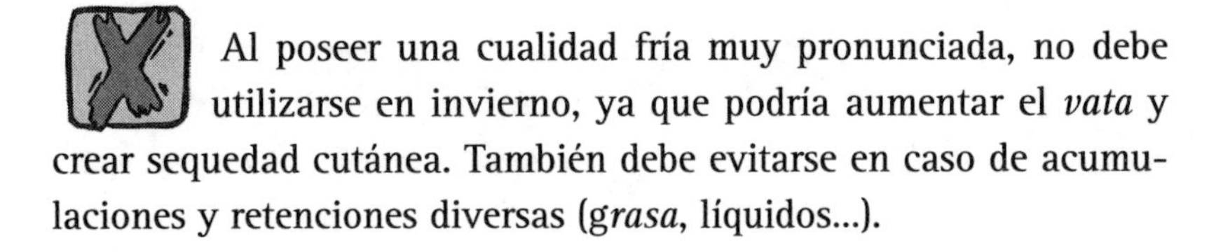

Al poseer una cualidad fría muy pronunciada, no debe utilizarse en invierno, ya que podría aumentar el *vata* y crear sequedad cutánea. También debe evitarse en caso de acumulaciones y retenciones diversas (*grasa*, líquidos...).

Uma taila – aceite de semillas de lino

***Gunas*:** sabor azucarado, ácido, picante, posdigestivo picante, caliente, pesado, untuoso.

✣ Acción sobre los *doshas* y los *dhatus*: pacifica *vata*, es neutro con *kafa* y agrava *pita* y *rakta*. Es nefasto para los ojos, potencia las hemorragias y debilita.

Mruga taila – grasa animal

✣ La *grasa* animal engloba la masa grasa, la *grasa* contenida en los tejidos musculares y la médula ósea.

Gunas: sabor y posdigestivo dulce, untuoso.

✣ Acción sobre los *doshas* y los *dhatus*: este tipo de materias *grasas*, la más conocida de las cuales es la manteca de cerdo, es excelente para pacificar *vata* y *pita*, pero aumenta *kafa*. Es muy fortificante y presenta las propiedades de la carne de la que provenga.

Los azúcares y componentes relacionados

Aikshava varga – los azúcares

Ikshu – el jugo de la caña de azúcar

Gunas: sabor y posdigestivo azucarado, frío, pesado, untuoso.

- **Acción sobre los *doshas* y los *dhatus*:** calma *vata, pita* y enriquece el conjunto de los *dhatus*. Aumenta particularmente *rakta, medas, maya* y *kafa*.
- **Acción sobre el sistema digestivo:** posee una **tendencia natural a la fermentación**, así que puede provocar acidez gástrica en muchas personas. Asimismo, cuando se elabora mediante máquinas, más aún si luego se conserva durante cierto tiempo, su naturaleza pesada se acentúa mucho y produce ardores y flatulencias sistemáticas. También es un ligero laxante que aumenta la proliferación de parásitos intestinales.
- **Acción sobre *rakta*:** detiene las hemorragias.
- **Acción sobre *shukra*:** es afrodisíaco (aporta un *shukra* de buena calidad).
- **Acción sobre el sistema urinario:** aumenta la producción de orina.
- La mejor preparación es cuando el jugo, extraído del majado de las cañas, se hierve hasta reducirlo a un cuarto. Los textos antiguos llaman a este proceso *caturbhagavasesita*.

Hay que tener en cuenta: antes de que el jugo de las cañas se transforme en melaza, pasa por cuatro estadios: ***ardhavasdsita***, cuando se reduce a la mitad; ***tribhagavasesita***, cuando se reduce a un tercio; ***caturbhagavasesita*** (*véase* superior) y finalmente ***kshudra guda o fanita***, transformación en melaza.

Fanita – la melaza

Gunas: tiene las mismas *gunas* que la caña de azúcar pero es más pesada (porque está condensada).

- **Acción sobre los *doshas* y los *dhatus*:** la melaza perturba los tres *doshas* y el conjunto de *dhatus*. Por ello, **su consumo está altamente desaconsejado**, en especial entre las personas frágiles o enfermas. En Ayurveda, sólo se utiliza como *anupan*, es decir, como acompañamiento para la toma de ciertas plantas para optimizar sus efectos. Por ejemplo: con *pippali (pepper longum)* cura la anemia, el asma cardíaco y mata parásitos intestinales.
- **Acción sobre el sistema digestivo:** la melaza produce muchas mucosidades, lo que favorece las infecciones y los parásitos, y aporta un exceso de líquidos no utilizables por el cuerpo (*kleda*), lo que vicia los *dhatus* y obstruye los canales de circulación.
- **Acción sobre el sistema urinario:** como consecuencia de su exceso de liquidos, limpia la vejiga y las toxinas de la orina.

Guda – el *jaggery*

Este tipo de azúcar es un producto concentrado y sólido del jugo de las cañas de azúcar, sin separación entre la melaza y los cristales. También se denomina azúcar de caña integral. Su color varía entre el marrón anaranjado y el marrón oscuro. Purificado, adquiere un color naranja amarillento.

El jaggery virgen

Gunas: sabor salado, cuando no alcalino (como resultado de la fermentación del sabor salado) y dulce, posdigestivo azucarado, caliente, pesado y untuoso.

- **Acción sobre los *doshas* y los *dhatus*:** calma el *vata*, no disminuye el *pita* cuando éste se agrava y aumenta el *kafa*. **Nutre excesiva-**

mente el **rakta**, **amasa** y **maya**. Multiplica los parásitos presentes en el sistema digestivo.

El jaggery *purificado*

Gunas: sabor y posdigestivo azucarado, caliente, pesado, untuoso. El sabor salado/alcalino desaparece con el refinado.

- **Acción sobre los *doshas* y los *dhatus*:** sólo aumenta muy ligeramente el *kafa*, pacificando *vata* y *pita*.
- **Acción sobre el sistema digestivo:** es un laxante ligero que clarifica las heces. También se usa como *anupan* en caso de parásitos intestinales (los gusanos se reagrupan y la medicación vermífuga los expulsa).
- **Acción sobre el sistema urinario:** disminuye la densidad de la orina (por ejemplo, cuando hay exceso de albúmina).
- **Acción sobre *rakta*:** limpia este *dhatu*. Es un ingrediente corriente de numerosos alcoholes ayurvédicos medicamentosos (llamados *arishta*), destinados a **purificar el *rakta***, por ejemplo, en caso de enfermedades de la piel.
- El *jaggery* fresco aumenta el *kafa* y debilita el *Agni*.
- El *jaggery* añejo es el mejor, con diferencia. El tiempo potencia sus propiedades. Es particularmente bueno para mantener el corazón en el mejor estado posible, en caso de enfermedad.

Kapishaguda – el azúcar moreno

Gunas: sabor y posdigestivo dulce, frío.

- **Acción sobre los *doshas* y los *dhatus*:** disminuye *vata* y *pita*, y aumenta el *kafa*. Se aconseja en todas las enfermedades que resultan de la **agravación pura de** *vata* (tos seca). Ayuda a restablecerse tras una intervención quirúrgica o una herida (llaga interna o úlcera).
- **Acción sobre *rakta*:** calma las hemorragias.
- **Acción sobre shukra:** es afrodisíaco.

Khanda – el azúcar candi

- Más refinado, posee las mismas cualidades que el azúcar de caña, pero potenciadas.

Sharkara – el azúcar blanquilla

Gunas: se trata del producto más refinado obtenido a partir de la caña de azúcar. En este sentido, es el más dulce en sabor y posdigestivo, pesado y laxante. Se considera **el mejor azúcar, porque su refinado aumenta sus propiedades** (comunes a las cañas de azúcar).

- **Acción sobre los *doshas* y los *dhatus*:** pacifica *vata* y *pita* y aumenta *kafa*. Sin embargo, en cantidad normal, produce una buena calidad de *kafa* (no muy denso). Por ejemplo, el azúcar blanquilla es uno de los ingredientes esenciales del *sittopaladi*, fórmula ayurvédica utilizada para eliminar la tos, desórdenes de *rasa*, etc.

- **Acción sobre el sistema digestivo:** el azúcar blanquilla es particularmente eficaz para aplacar la sed. Todas las bebidas refrescantes que encontramos en los supermercados lo contienen.

Madusharkara – el azúcar de miel

El azúcar de miel es la capa densa que se deposita en el fondo de los tarros de miel. Cuando recuperamos dicho depósito, se seca y se obtiene un tipo de azúcar.

Gunas: sabor dulce y astringente, posdigestivo azucarado, caliente, seco, cortante/limpiador.

- **Acción sobre los *doshas* y los *dhatus*:** el azúcar de miel equilibra los tres *doshas* y enriquece el conjunto de *dhatus*. Detiene la diarrea y los vómitos.

Todos estos azúcares (azúcar moreno, azúcar candi, azúcar blanquilla y azúcar de miel) pueden usarse contra los vómitos, los desvanecimientos y las hemorragias. Calman la sensación de sed y los ardores.

Madhu – la miel

Gunas: sabor dulce y astringente, posdigestivo azucarado, caliente, pesado, seco.

- **Acción sobre los *doshas* y los *dhatus*:** la miel equilibra los tres *doshas* (lo cual es raro), así como el *medas*, y aumenta el *Agni*. Enriquece el conjunto de *dhatus*.
- **Acción sobre el sistema digestivo:** durante su asimilación, corta y limpia (depósitos en las paredes del colon, por ejemplo), calma la sed, elimina toxinas, detiene el hipo, los vómitos y la diarrea. Además, mata parásitos intestinales.
- **Acción sobre el sistema respiratorio:** remedio universal de abuela: calma la tos y el asma.
- **Acción sobre *rasa*:** su consumo aporta satisfacción gracias a la buena nutrición de este *dhatu*. Es una cualidad importante en caso de bulimia o de hambre continua. Apoya la función cardíaca.
- **Acción sobre *rakta*:** tanto como uso oral como en aplicación tópica, calma las hemorragias, sana las enfermedades de la piel, y confiere buen aspecto.
- **Acción sobre *mamsa*:** la miel es buena para los ojos, tanto en uso oral como en aplicación tópica (muy útil en caso de conjuntivitis o de desórdenes de *kafa* como las cataratas). Tomar una mezcla de *ghee*, miel y *trífala* (poner más *ghee* que miel) antes de irse a dormir se recomienda en caso de problemas oftalmológicos. Como dice la expresión popular «poner la miel en los labios», la miel es muy buena para la boca, ya que actúa sobre las cuerdas vocales y el timbre de la voz.

- Acción sobre *medas*: disminuye la grasa (pero sólo se nota por lo menos un año después de empezar a tomarla).
- Acción sobre *shukra*: es un buen cicatrizante para las llagas, las úlceras y las fracturas; regenera tejidos en descomposición (necrosis, escaras). Es afrodisíaca.
- **Acción sobre el sistema urinario:** la miel se aconseja en caso de diabetes y de poliuria.
- Es un buen *anupan* (alimento que permite una acción multiplicada de las plantas ingeridas), porque apoya la acción de cada planta y la lleva hasta los más pequeños canales del cuerpo.
- A causa de su cualidad pesada, el exceso de miel puede provocar flatulencias. El *Ama* creada a partir de la miel es más difícil de transformar en tejido sano.
- El mejor consumo de miel es siempre en pequeña cantidad (unas cucharaditas de café) para beneficiarse de todas sus cualidades sin riesgo de *Ama*. Puede añadirse a las bebidas calientes (café, té, infusiones), pero sólo cuando el agua esté lo suficientemente tibia como para tomarse de inmediato.

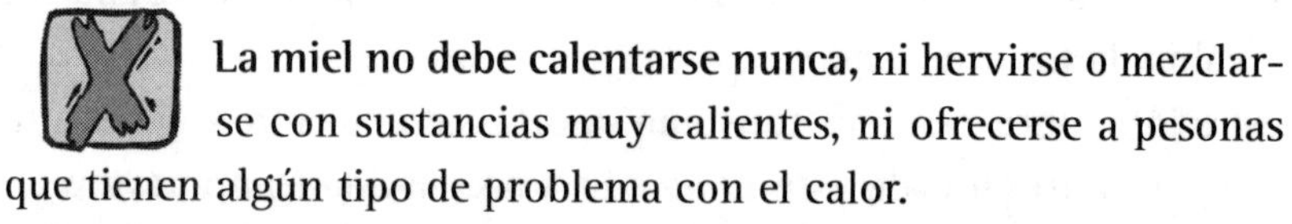

La miel no debe calentarse nunca, ni hervirse o mezclarse con sustancias muy calientes, ni ofrecerse a pesonas que tienen algún tipo de problema con el calor.

En efecto, la miel es una composición estable del néctar de flores diversas, incompatibles en término de cualidades (*gunas*). Cuando hierve, dicha composición se torna inestable y produce un nuevo ensamblaje de las moléculas que se transforma en una especie de veneno. Esto es aplicable al conjunto de mieles, porque la miel de una flor puede contener néctar de flores diferentes en cantidad menor.

Además, posee una temperatura de ebullición muy baja (¡40 °C!). La miel utilizada caliente en algunos tratamientos ayurvédicos, tales como *basti* (abluciones) no llega a hervirse y como se usa con fines purgativos; no llega a la sangre.

Las recetas

Krutanna – las recetas

- Las recetas culinarias elaboradas a partir de harina de trigo refinada pacifican *vata* y *pita*, pero aumentan *kafa*, el conjunto de los *dhatus* y la fuerza física.
- Las recetas a partir de brotes germinados son pesadas y secas, por tanto, difíciles de digerir. Tienen una tendencia natural a fermentar. Aumentan *vata* y *pita*, producen sensación de ardores, flatulencias, náuseas y dañan la visión.

Los alimentos cocidos en *ghee* son fáciles de digerir y pacifican el *vata* y el *pita*. Fortalecen, mejoran la vista y dan buen aspecto.

Los alimentos cocidos en aceite de sésamo son pesados, calientes y se vuelven picantes en sabor y en posdigestivo. Pacifican el *vata* pero aumentan el *pita*, causando enfermedades de la piel y destruyendo la visión.

Kundagola – agua de arroz y gruau

El agua de arroz y el *gruau* se utilizan comúnmente en Ayurveda durante el *panchakarma* como dieta de retorno a la normalidad tras la fase de «desintoxicación». Reactivan el *Agni*, debilitado a causa de la purificación adiministrada (vómitos/diarreas).

Propiedades generales

- Son ligeras de digerir, más o menos en función de la proporción de agua y de arroz. Ayudan a **eliminar gases por el recto, heces y *doshas* excedentes.** A causa de su naturaleza líquida, son excelentes para rehidratar y, si se toma caliente, para provocar sudoración. Antipirética, es un antídoto perfecto para bajar la fiebre.

Manda

Receta: *una parte de arroz por dieciséis partes de agua. Hierve hasta que se reduzca a la mitad. Ejemplo: para 10 g de arroz, hierve 160 ml de agua.* Manda *será el agua obtenida a partir de esta receta (sin el arroz).* **Acción sobre los *doshas* y los *dhatus*:** esta agua equilibra los tres *doshas*. Redirige el *vata*. Se recomienda en todas las enfermedades debidas a la agravación de *pita* y para las que se deben a la agravación simultanea de dos o tres *doshas*. Abre y flexibiliza los canales de circulación, equilibra los *dhatus* y digiere los *doshas* excedentes.

- **Acción sobre el sistema digestivo:** estimula el *Agni*, **mantiene los *dhatus*** en caso de ayuno, tras un parto y, naturalmente, en la dieta de regreso en *panchakarma*. También resulta eficaz para detener las flatulencias, los vómitos, los reflujos gástricos, la hiperacidez, la sed, la indigestión debida a un exceso de ingesta, los ardores y los mareos.
- **Acción sobre *rakta*:** está particularmente recomendada en caso de semiinconsciencia, pérdida total del conocimiento o coma y, en otro ámbito, para evitar acumulaciones (como retención de líquidos).
- **Acción sobre *mamsa*:** distiende los músculos en caso de tetanización muscular a nievel de muslos.
- **Acción sobre *medas*:** provoca sudoración.

Peya

Receta: *una parte de arroz por catorce partes de agua. Hierve hasta que se reduzca a la mitad.* Peya *será el agua densa obtenida a partir de esta receta (sin los granos de arroz).*

- **Acción sobre los *doshas*** y los ***dhatus*:** esta receta equilibra los tres *doshas* y redirige el *vata* hacia abajo. Puede utilizarse **en cualquier enfermedad** y siempre es beneficiosa para las personas con buena salud.
- **Acción sobre *rasa*:** permite recuperar las fuerzas poco a poco, en caso de debilidad general.

- **Acción sobre el sistema digestivo:** estimula el *Agni* y calma el hambre y la sed. Abre el apetito, es digestiva y ligeramente laxante. Cura el mareo y las dolencias de abdomen, gracias a su acción equilibrante sobre los *doshas* y el *Agni.*
- **Acción sobre *medas*:** provoca sudoración.

Yavagu

Receta: *una parte de arroz por seis partes de agua. Hierve hasta que se reduzca a la mitad.* Yavagu *es el agua densa que lleva partículas de arroz en suspensión, obtenida a partir de esta receta (sin los granos de arroz).*

- **Acción sobre los *doshas* y los *dhatus*:** esta agua es dulce de sabor y es ligera. Equilibra los tres *doshas* y es excelente para pacificar el *pita.* **Digiere los *doshas* excedentes y los redirige** a su lugar de producción.
- Se recomienda tras una buena caminata, ejercicios físicos, una larga discusión, haber estado cantando mucho o haber estado en el agua mucho tiempo, todo a fin de prevenir los desequilibrios de los *doshas* (especialmente el *vata*).
  + **con granada:** mejora los desórdenes debidos a *vata* y *kafa.*
  + **con azúcar:** mejora los desórdenes de *pita* y *kafa.*
  + **con caldo de carne:** mejora las enfermedades debidas a la agravación de *vata,* así como la aerocolia, el crecimiento del bazo y la coriza crónica.

Vilepi

Receta: *una parte de arroz por ocho partes de agua. Hierve hasta que se reduzca a la mitad.* Vilepi *es el agua obtenida a partir de esta receta.*

- **Acción sobre los *doshas* y los *dhatus*:** equilibra los tres *doshas* y redirige el *vata* hacia abajo. *Vilepi* puede utilizarse en todas las patologías y también es beneficioso para las personas con buena salud.

- **Acción sobre el sistema digestivo:** abre el apetito, es laxante e hidroabsorbente. Quita la sed y el hambre.
- **Acción sobre *rasa*:** es buena para el corazón y revitaliza ese *dhatu* tras la fase de purgación del *panchakarma,* que crea una debilidad general.
- **Acción sobre *mamsa*:** es útil para las **dolencias oftalmológicas,** las llagas y las úlceras.
- **Acción sobre *shukra*:** es afrodísiaca.

Odana

Receta: *se trata de un arroz muy cocido, en que el agua se ha absorbido por completo.*

- *Odana* es ligero y nutritivo.

> En estas recetas sucesivas, *manda* es la más ligera y, después, por orden (según la cantidad de agua y la filtración o no del arroz restante).

Rasa – la sopa

Definición: toda sustancia cocinada y servida en agua, acompañada de ingredientes diversos.

Propiedades generales

- **Acción sobre los *doshas* y los *dhatus*:** la sopa equilibra los tres *doshas.* Al nutrir hasta el séptimo *dhatu* (*shukra*), proporciona una buena nutrición, favorece la producción de *Ojas* y fortifica. La ventaja de este tipo de plato es que, aunque es muy nutritiva o es fácil de digerir, dos cualidades que raramente van de la mano. Se recomienda para todo el mundo.

- **Acción sobre el sistema digestivo:** refuerza el *Agni* y abre el apetito. Se recomienda para personas con *Agni* débil o irregular o con *Ama*.
- **Acción sobre *rasa*:** proporciona buen aspecto; es un excelente nutritivo para las personas demacradas.
- **Acción sobre *mamsa*:** es buena para las cuerdas vocales.
- **Acción sobre *medas*:** provoca sudoración y favorece la pérdida de peso.
- **Acción sobre *shukra*:** es afrodisíaca.

En lo sucesivo, las propiedades particulares de cada tipo de sopa.

Mamsa rasa – el consomé

Receta: carne hervida en agua. La sopa debe colarse para retirar todos los trozos de carne.

- **Acción sobre los *doshas* y los *dhatus*:** Disminuye el *vata* y aumenta *pita* y *kafa*. Es un excelente nutritivo que **nutre particularmente el *mamsa*.**
- **Acción sobre el sistema digestivo:** proporciona sensación de saciedad.
- **Acción sobre *mamsa*:** aumenta la fuerza y la corpulencia. El consomé es bueno para los ojos (fortifica los músculos oculares) y la curación de llagas.
- En caso de *Agni* muy vivo (digestión en dos horas), con ejercicios físicos cotidianos, tez oscura, fatiga en las cuerdas vocales, insomnio, demacración, fiebre intermitente, debilidad, estreñimiento y enfermedades debidas a la agravación del *vata*, el consomé debe tomarse **antes de la comida.**

A causa de las propiedades intrínsecas de la carne, el consomé no se recomienda para personas con dolencias bucales, de garganta, debidas a *pita* o a *kafa*, con fiebre irregular, diarrea, somnolencia, diabetes, anemia, ictericia, consumo excesivo de vino o de excitantes (drogas, tabaco, café, té...), vómitos y tetanización de los muslos.

Vartaka rasa – sopa de codorniz

Receta: *idéntica a la del consomé pero con carne de codorniz.*

- **Acción sobre los *doshas* y los *dhatus*:** pacifica el *vata*. Si se le incorpora el *ghee*, pacificará también el *pita* (mientras que el consomé lo aumenta).

Mugda rasa – sopa de *moong dhal*

Receta: moong dhal *hervido en forma de sopa.*

- **Acción sobre los *doshas* y los *dhatus*:** equilibra los tres *doshas*. Puede utilizarse en todas las enfermedades y también es beneficiosa para las personas con buena salud. **Reduce el *kafa* instantáneamente** (así que se recomienda mucho en caso de catarro, asma...).
- **Acción sobre *mamsa*:** la sopa *moong dhal* es buena contra las úlceras, para los ojos y para las dolencias de garganta.

Mulaka rasa – sopa de rábanos

Receta: *rábanos frescos y* moong dhal *hervidos en forma de sopa.*

- **Acción sobre los *doshas* y los *dhatus*:** esta sopa equilibra los tres *doshas*. Su especificidad reside en disminuir los **desórdenes ligados a *kafa*** y *medas* (ayuda a adelgazar). Será buena en caso de desvanecimientos, de tos, de coriza, de salivación excesiva, de anorexia, de fiebre y de obstrucciones en la garganta (por mucosidades, por ejemplo).

Amra y *amla rasa* – sopa de granada y *amalaki*

Receta: *granos de granada,* amalaki *en polvo (unas pizcas) y* moong dhal *hervidos en forma de sopa.*

- **Acción sobre los *doshas* y los *dhatus*:** ligera, esta sopa equilibra los tres *doshas*, estimula el *Agni*, aumenta la fuerza física y apoya el funcionamiento del músculo cardíaco. Ayuda a recuperarse tras un desvanecimiento, previniendo su recurrencia.

- La sopa acidulada de granada es fortificante, pacifica el *kafa* y el *vata* y estimula el *Agni*.
- La sopa acidulada con yogur es untuosa, pesada y fortificante, pacifica el *vata* pero aumenta el *kafa*.
- La sopa con *ghee* y *aceite* es buena para las dolencias debidas a *vata*, como el estreñimiento, tras un traumatismo físico o psicológico, para apoyar una actividad física cotidiana y para el insomnio.
- La sopa con *manda*, yogur o leche de mantequilla debe consumirse regularmente en caso de dolencias en la cabeza, oídos, ojos, corazón y de hemicraneo continuo, hasta la completa curación.

Shaktu – harina de semillas tostadas

Receta: *tuesta las semillas y luego machácalas hasta transformarlas en harina.*

Gunas: esta harina presenta las *gunas* y propiedades de las semillas empleadas. No obstante, cualesquiera que sean las semillas, la harina resultante siempre será ligera.

- Acción sobre el sistema digestivo: calma el hambre y la sed.
- Acción sobre *rasa*: calma el cansancio y, mezclada con agua, aporta una nutrición inmediata (en caso de urgencia).
- Acción sobre *mamsa*: se recomienda en caso de enfermedades de los ojos.
- Acción sobre *shukra*: ayuda a la curación de llagas.

Laya – el arroz inflado

Receta: *pon el arroz en remojo para que sea más fácil que aumente de tamaño. Cuando esté tierno, inflarlo en una sartén sin ninguna materia grasa (no debe tostarse).*

- **Acción sobre los *doshas*** y los ***dhatus*:** esta receta equilibra al mismo tiempo *doshas* y *dhatus* (aumentándolos o disminuyéndolos en función de las necesidades).
- **Acción sobre el sistema digestivo:** es bueno para la garganta y calma la sed. Es **eficaz para detener la diarrea y los vómitos.** Por ejemplo, en caso de estar mareado en un medio de transporte, para no vomitar, se le añade al arroz inflado una pizca de jengibre en polvo. Adaptado para los bebés como primera alimentación y para las personas mayores y delicadas.
- **Acción sobre *rasa*:** devuelve la energía en caso de fatiga.
- Lo ideal es prepararlo a partir del arroz que queda cuando se ha elaborado *manda*. Estimula o regulariza el *Agni* (útil en caso de inapetencia) y reduce los vértigos (con efecto inmediato).

Dhana – las frituras

Gunas*:** pesadas y secas. Las otras ***gunas, así como su acción sobre los *doshas* y *dhatus*, dependen de la naturaleza del alimento frito.

- **Acción sobre el sistema digestivo:** permanecen largo tiempo en el aparato digestivo y, de hecho, provocan flatulencias. Son nutritivas y sacian mucho. **Desprenden los residuos** depositados en las paredes del tubo digestivo, en los canales de circulación y en los diferentes *dhatus*. En gran cantidad provocan indigestiones o digestiones sólo parciales, lo que produce *Ama*.

Recomendaciones

- Tras una comida a base de fritos, se aconseja **no comer nada durante seis o siete horas,** hasta que hayamos quedado limpios, cosa que sabremos al vover a sentir hambre. Además, la siguiente ingesta debe ser ligera.

- En general, más aún cuando una ingesta ha sido pesada o a base de frituras, deberemos dejar de comer antes de sentirnos saciados con el fin de **conservar un cuarto de estómago libre**. Eso facilitará la disgestión y evitará indigestiones.

Recetas a base de semillas de sésamo y de brotes

- **Acción sobre los *doshas* y los *dhatus*:** pesadas, estas recetas aumentan los tres *doshas*, particularmente *kafa*. Debilitan la agudeza visual y apoyan la degeneración celular. **No son recomendables.**
- Las semillas de sésamo se emplean durante el *panchakarma* para aumentar los *doshas* y hacerlos así más fáciles de expulsar. Por ejemplo: incorporadas al yogur unas horas antes de provocar el vómito con fines terapéuticos (*vamana*).
- Las recetas a base de brotes germinados son secas (en cuanto a *gunas*), aumentan *vata* y *pita* y producen fermentación, náuseas y flatulencias. Falsamente reputadas como nutritivas, contienen alimentos vivos (en germen) que las hacen muy difíciles de metabolizar. En consecuencia, a menos que se disponga de un *Agni* potentísimo, los brotes sólo erán parcialmente digeridos, lo cual produce *Ama*, empobrece la nutrición del *rasa* y debilita en general. Aumentan la cantidad de heces y su consumo regular puede llevar a un debilitamiento crónico del *Agni*.

Rasala – yogur batido con pimienta y azúcar

Receta: *esta receta debe ser bien densa y prepararse a partir de un yogur bien cuajado (no líquido). El suero del yogur debe retirarse siempre*. La proporción de azúcar y pimienta debe ser idéntica (una cucharada de cada).

- **Acción sobre los *doshas* y los *dhatus*:** disminuye el *vata*, regula la producción de *kafa* (da una buena calidad a este *dosha*) y es neutro con *pita*. Es untuoso y fortificante.
- **Acción sobre el sistema digestivo:** altamente nutritivo, proporciona *rasa* de buena calidad, equilibrando su producción (en caso de aumento o disminución de este *dhatu*). Es uno de los mejores remedios contra el catarro y la coriza.
- **Acción sobre *rasa*:** el *rasa* la aumenta la corpulencia, si el cuerpo lo necesita. Es una excelente forma (sana) de ganar peso en el caso de las personas muy delgadas.
- **Acción sobre *shukra*:** es afrodisíaco.

Yogur mezclado con *jaggery*

- Pacifica el *vata*, apoya las funciones cardíacas y **da untuosidad** a los cuerpos secos.

Sattaka – yogur batido con *jaggery*

Receta: *yogur mezclado con azúcar, clavos de olor, pimienta, jengibre en polvo y granos de granada.*

- **Acción sobre los *doshas* y los *dhatus*:** pacifica el *vata*, el *pita* y aumenta *kafa*. Da una buena vitalidad (*Ojas*).
- **Acción sobre el sistema digestivo:** es una receta pesada y difícil de digerir, pero abre al apetito y es saciante.
- **Acción sobre *rasa*:** nutritivo, el yogur con especias nutre cualitativamente este *dhatu* y lo equilibra.
- **Acción sobre *mamsa*:** es beneficioso para las cuerdas vocales.

Panak – agua de frutas

Receta: *hierve la fruta en agua y cuélala para obtener agua perfumada.*

- Esta agua presenta la ventaja de conservar las **propiedades de la fruta y es mucho más ligera de digerir**. Por ejemplo: *elaborada* *a partir del plátano, será excelente para enriquecer el* rasa *de la persona que posee un* Agni *demasiado débil como para digerir el plátano entero.*

- El agua de frutas calma la sed, el hambre, el cansancio y la fatiga. Es diurética, buena para el corazón y calma el espíritu.
- **El agua de uva** es revigorizante, detiene los desvanecimientos, los ardores de estómago y la sed.

Upadamsha/roga – los pepinillos

Receta: *la receta original consiste en marinar tamarindo en zumo de bambú con especias. De manera general, podemos hablar de todas las conservas de frutas o verduras marinadas en vinagre con especias.*

***Gunas*:** sabor picante, ácido, dulce, salado, ligero. Las otras *gunas*, así como su acción sobre los *doshas*, dependen de las frutas o verduras de base.

- **Acción sobre el sistema digestivo: son saciantes y abren el apetito.** Calman la sed y previenen los vómitos.
- **Acción sobre *rasa*:** las verduras marinadas son nutritivas y proporcionan energía a las personas cansadas o que se sienten mareadas. Son cardiotónicas.
- **Acción sobre *rakta*:** evitan los desvanecimientos.
- **Acción sobre *shukra*:** son afrodisíacas.

Manta – el *lassi*

Receta: *dos tazas de yogur, cuatro tazas de agua hervida ya fría, 5 cucharaditas de azúcar. Ponlo todo en un recipiente y bátelo con un tenedor o con varillas. Sirve ligeramente frío. El* lassi *es, de hecho, una versión dulce de la leche de mantequilla.*

- **Acción sobre *rasa*:** aporta inmediatamente fuerza y ayuda a superar la fatiga.

- con granada o limón, una materia *grasa* y *jaggery*, mejora la disuria y los reflujos gástricos.
- con azúcar, zumo de azúcar de caña y uvas, es beneficioso para las dolencias debidas a la agravación del *pita.*
- con uvas y agua de miel, es beneficioso para las enfermedades debidas a la agravación del *pita.*

El *lassi* elaborado a partir de una mezcla de leche y yogur, que se sirve habitualmente en los restaurantes indios de Europa, no es la receta tradicional. Esta bebida adaptada a los europeos se desaconseja, porque la mezcla de yogur y leche es incompatible, lo que compromete la digestión y puede dar lugar a numerosas enfermedades, empezando por la indigestión misma para acabar con la fiebre. Si, además, para colmo, se añade alguna fruta a esta mezcla nefasta (otra combinación incompatible) ¡entonces seguro que salimos escaldados del restaurante!

Grutapura – pastelitos indios

Receta: *harina de trigo refinada y mezclada con leche, nuez de coco seca, azúcar y* ghee.
***Gunas*:** sabor y posdigestivo dulce, frío, pesado y untuoso.

Acción sobre los *doshas* y los ***dhatus*:** estos pastelillos pacifican *vata* y *pita*, y aumentan *kafa* (como todos los dulces), así como el *rakta, mamsa* y *shukra*. Proporciona vitalidad (favorece la producción de *Ojas*). Es **ideal para las mujeres embarazadas** y las personas que deben recuperarse de una enfermedad.

Samyava – pastelitos indios

Receta: *harina de trigo refinada mezclada con* ghee *y leche, cocinada con azúcar y* ghee. *Incorpora el azúcar en polvo, cardamomo, pimienta y jengibre fresco.*

Gunas: sabor y posdigestivo azucarado, frío, pesado y untuoso.

♣ **Acción sobre *rasa*: muy nutritiva,** aumenta la cantidad de este *dhatu. Rasa,* que enriquece el conjunto de *dhatus*, tiene tendencia a aumentar la fuerza, la corpulencia y la vitalidad.

Alimentos y patologías

A

Aborto (cuidados postoperatorios)

- Leche, *ghee* y aceite de sésamo están indicados.

✗ El agua caliente está contraindicada.

Actividad física (recuperación)

- Leche, *ghee*, carne, avellanas, sopa con *ghee* y aceite y *grutapura*, están indicados.

Aerocolia

- La leche, la leche de manteca, el aceite de ricino, el limón, *peya*, *yavagu*, calabaza, ajo y limón verde están indicados.

✗ El agua en gran cantidad, los excitantes, los brotes de bambú, los guisantes, las patatas, los garbanzos y las judías están contraindicados.

Agni débil

- Agua caliente, leche de cabra y materna, yogur, leche de manteca, mantequilla fresca, *ghee* particularmente añejo, miel (en pequeña cantidad), alcoholes fermentados, cebada, calabaza, zanahoria, berenjena, cebolla, ajo, espárragos, limón y su zumo, aceite de ricino, mostaza y *neem*, *manda*, *peya*, sopas, arroz inflado están indicados.

✗ El agua fría o a temperatura ambiente, el aceite de coco, los frutos secos y los alimentos pesados están contraindicados.

Aliento (mal)

- Granada y limón están indicados.

Ama (cuerpo obstruido)

- Agua caliente, leche de manteca, *mastu*, vinagre, limón, granada, menta, están indicados, así como todos los alimentos que estimulan el *Agni*. Las semillas de lino en aplicación tópica calman las inflamaciones y contracturas relativas al *ama*.

Anemia

- Leche, *leche de manteca, jaggery*, vino dulce (en pequeña cantidad), granada, dátiles, zanahoria y hojas de cilantro están indicados.

✗ El agua en gran cantidad, los excitantes (café, té, alcoholes fuertes), el yogur y el consomé están contraindicados.

Anorexia (ausencia de sensación de hambre)

- Agua caliente, alcoholes fermentados, leche de mantequilla, ajo, sopas, *sattaka*, limón verde y menta están indicados.

✗ Los alimentos pesados y difíciles de digerir están contraindicados.

Ardores (sensación de ardor de estómago)

- Agua fría, leche, mantequilla fresca, *ghee*, azúcar, nuez de coco y su aceite, uvas y pasas, granada, dátiles, higos secos, plátanos, mango, zanahoria, hojas de cilantro, manzana, grosellas, sandías poco maduras, melón, pepino, *manda*, *yavagu*, garbanzos y patatas están indicados.

✗ Agua caliente, alcohol, zumo de caña de azúcar, aceite y hojas de mostaza, brotes de bambú, carne de buey están contraindicados.

Artrosis

- Aceites (concretamente de ricino y de sésamo), carnes, consomé y limón verde están indicados. Las semillas de lino en aplicación tópica (cataplasmas calientes) también.

✗ Excitantes, patatas, judías verdes, judías secas, guisantes y todas las crucíferas están contraindicados.

Ascitis

- *Ghee*, mantequilla fresca, *ghee* añejo, alcohol de caña de azúcar, arroz, *moong dhal*, carne de codorniz, perdiz negra, granada, sandía, tamarindo y ajo están indicados.

✗ Grandes cantidades de agua, melaza, aceite de nuez de coco están contraindicados.

Asma

- Agua caliente, leche de vaca y cabra (cortadas y con especias), miel, *ghee* añejo, aceite de mostaza y *neem*, centeno, rábanos, berenjenas, uvas y pasas, dátiles, higos secos, orejones, nueces, ajo, sopa, sandía, limón, pomelo, *yavagu* y menta están indicados.

✘ La leche de búfala y de oveja, los plátanos, las féculas (patatas, garbanzos), judías verdes, carnes rojas, pescados, crustáceos, yogur y aceite de sésamo están contraindicados.

Audición (problemas de)

- Carne de pollo silvestre, zumo de cebolla, aceite y ajo, sopa con *ghee*, yogur y *manda* están indicados.

Ausencia de gusto (estimula las papilas)

- Agua (limpia la boca), yogur, *leche de manteca*, rábanos, cebollas, sopa de *moong dhal*, manzana, grosella, piña, naranja, limón y su zumo, pomelo, granada, dátiles están indicados.

C

Cabello

- La sopa y la leche están indicadas.

✘ El consomé y los alimentos pesados están contraindicados.

Cálculos renales

- Agua caliente, agua de nuez de coco, berenjena, hojas de cilantro, grosellas y zumo de espinacas están indicados.

Cistitis

- Agua caliente, agua de nuez de coco, leche, arroz, centeno, berenjena, pepino, hojas de cilantro, mango, uvas y pasas, cangrejo, oca, *ghee*, *mastu*, azúcar y relacionados (salvo si existe presencia de moco en la orina) están indicados.

✘ Aceite de sésamo, melón poco maduro, sandía, vinagre y alimentos especiados están contraindicados. Evitar la exposición al sol y el ejercicio físico.

Cólicos

- El zumo de limón y el limón verde están indicados.
- ✗ Los guisantes, las judías verdes, las patatas, los garbanzos y las espinacas están contraindicados.

Coma

- El agua caliente, la calabaza, los dátiles y el *manda* están indicados.

Corazón (enfermedades del)

- Agua y agua de coco, leche, mantequilla fresca, miel, alcoholes fermentados, aceite de ricino, dátiles, nuez de coco, mango, granada, naranja, grosellas, limón y limón verde, ajo, menta, espárragos, carne de pollo silvestre, *manda*, *vilepi*, vinagre, sopas y agua de frutas están indicados.
- ✗ El agua de mar o el agua con sal, la leche de oveja y los excitantes están contraindicados.

Coriza

- Sopas, sandía poco madura, granada, berenjena, yogur, *yavagu* y *rasala*, están indicados.
- ✗ Pepino, leche de búfala, plátano, piña, guisantes, judías verdes y patatas están contraindicados.

Crecimiento

- Agua, leche, mantequilla, *ghee*, sopas, dátiles, almendras, y nueces están particularmente indicados.

D

Debilidad

- Leche, alcoholes fermentados, arroz, centeno, trigo, uvas y pasas, nuez de coco, granada, mango, manzana, pera, plátano, sandía, melón, piña, avellanas, nueces, albaricoques, berenjenas, calabaza, patatas, cebolla, ajo, carne de perdiz negra, cisne, jabalí, yogur de vaca, mantequilla, crema de leche, *ghee* (particularmente *kumbagruta*), azucar moreno, aceite de sésamo (en aplicación tópica), grasas animales, *peya*, *vilepi*, *grutapura*, *samyava*, *sattaka* están indicados.

✘ Agua en gran cantidad, aceite de semillas de lino, garbanzos y excitantes están contraindicados.

Demacración debida a la enfermedad

• Leche (particularmente de cabra), patatas, uvas y pasas, dátiles, higos secos, plátanos, nuez de coco, mango, manzana, pera, sandía, melón, pomelo, pulpa de limón, nueces, albaricoques, almendras, frutos secos, carne de gallo, pollo, *ghee* particularmente añejo, mantequilla, materias grasas animales, sopas, *grutapura* y *samyava* están indicados.

✘ Agua en gran cantidad, guisantes dólicos, centeno y excitantes están contraindicados.

Dependencia (de las drogas)

• Leche, *ghee* y *amalki* están indicados.

Desvanecimientos

• Agua a temperatura ambiente y previamente hervida, leche, *ghee* añejo, pepino, granada, pepinillos y *manda*, arroz inflado están indicados.

✘ El consomé está contraindicado.

Diabetes

• Miel, *amalki*, alcoholes fermentados, sopa de *moong dhal*, harina de arroz no cocido, garbanzos y berenjena están indicados.

✘ Melón, pepino, zumo de piña, frutos secos, guisantes, patatas, boniatos, azúcar, consomé, *manda* y yogur están contraindicados.

Diarrea

• Agua hirviendo en pequeña cantidad, leche (particularmente la de cabra), yogur, leche de mantequilla, mantequilla fresca, *ghee*, miel, arroz, arroz inflado y harina de arroz, trigo, mijo, *moong dhal*, garbanzos, carne de codorniz, paloma, perdiz negra, granadas, *amalaki*, dátiles, pulpa de limón, limón verde, manzana, tamarindo, *vilepi*, zanahoria, brotes de bambú y boniatos están indicados.

✗ Gran cantidad de agua, pepino, guisantes y consomé están contraindicados.

Disuria

- Agua caliente, zumo de nuez de coco, leche, leche de mantequilla, alcoholes, vinagre, berenjena, calabaza, espárragos, pepino, cebolla, menta, *amalaki*, uvas, naranja, melón, oca, *mastu*, aceite de sésamo, ricino, mostaza y *neem*, *ghee* y azúcares están indicados.

✗ Harina de arroz, centeno, legumbres, zanahoria, patatas, brotes de bambú, codorniz, perdiz negra, paloma silvestre, conejo y melaza están contraindicados.

Dolor

- Aceite de sésamo y de ricino, semillas de lino en cataplasma y limón verde están indicados.

Dolor de cabeza

- Leche de mantequilla, limón, menta, *manda* y sopa acidulada con yogur están indicados.

Drogas (efectos secundarios, incluido el alcohol)

- Agua a temperatura ambiente, leche, *ghee* añejo, uvas y pasas, dátiles, higos y limón verde está indicados.

✗ El consomé está contraindicado.

E

Embarazo

- Leche, *ghee*, *amalaki*, tamarindo y espárragos están indicados.

Esplenomegalia

- *Yavagu* está indicado.

Estreñimiento

- Agua caliente, leche, *mastu*, leche de mantequilla, alcoholes fermentados (particularmente *jaggery* y vino), trigo, judías *mungo*, uvas y pasas, *amalaki*, ciruelas, limones, naranja, grosellas, piña, zumo de limón y limón verde, cangrejo, oca, *ghee* añejo, azúcar y *relacionados*, aceite de ricino y de mostaza están indicados.

✗ hojas de mostaza, plátano, garbanzos, mijo, patatas, boniatos y excitantes están contraindicados.

F

Fatiga y cansancio

- Agua (sobre todo hervida), leche, yogur, *mastu*, alcoholes fermentados (poca cantidad), aceite de sésamo, uvas, plátanos, ciruelas, nueces, orejones, agua de frutas, harina de semillas tostadas, consomé, pepino, pepinillos, *lassi*, *grutapura*, *samyava* y *sattaka*, están indicados.

Fiebre

- Agua caliente, leche de cabra, *ghee*, vino (muy poco), arroz, garbanzos, berenjenas, rábanos, uvas y pasas, granadas, dátiles, semillas de lino, hojas de cilantro, ajo, limón verde, carne de gallina y de pollo (en sopa), *ghee* añejo, aceite de ricino, *manda* y sopa de *moong dhal* están indicados. No se debe tomar ningún alimento sólido hasta que la fiebre no baje.

✗ El agua fría o a temperatura ambiente y todos los alimentos pesados están contraindicados.

Fístula anal

- La leche está indicada.

Flatulencias

- *Amalaki*, limón, naranja (poca cantidad), *manda*, *peya*, *vilepi*, sopas y limón verde están indicados.

✗ Lentejas, judías, crucíferas, mijo, dátiles, higos, plátanos, nuez de coco, sandía poco madura, frutos secos, guisantes, garbanzos, patatas, frituras y alimentos pesados en general están contraindicados.

G

Gota

- Leche, pasas, *amalaki*, espárragos y *ghee* están indicados.

✗ Las almendras están contraindicadas.

H

Hambre (calmar el)

- Agua a temperatura ambiente, leche de búfala, *peya*, *vilepi*, agua de fruta, arroz inflado, harina de semillas tostadas, plátanos y dátiles están indicados.

Hemorragias

- Agua fría o a temperatura ambiente, leche, *moong dhal*, guisantes, calabaza, pepino, hojas de cilantro, zanahoria, brotes de bambú, espárragos, judías verdes, patatas, harina de garbanzos, *amalaki*, uvas y pasas, dátiles, higos, plátanos, nuez de coco, mango muy maduro, granada, grosellas, pomelos, piña, pulpa de limón, carne de perdiz negra, carne de paloma, carne de oca, mantequilla, crema de leche, *ghee*, zumo de caña de azúcar, azúcares, miel y *yavagu* están indicados.

✗ El agua caliente, el alcohol (salvo el vino dulce en pequeña cantidad), aceite de mostaza y de *neem*, semillas de lino, mango y melón verdes, almendras, nueces, albaricoques, excitantes y vinagre están contraindicados.

Hemorroides

- Leche, *ghee*, espárragos, limón verde, manzanas, grosellas, *amalaki*, yogur de cabra (salvo si hay sangrado), mantequilla fresca y *ghee* están indicados.

✗ Alcoholes, vinagre, yogur de oveja, pimentón, agua en gran cantidad, alimentos especiados y pesados están contraindicados.

Heridas y fracturas

- Aceite de mostaza o de *neem* con agua caliente, para limpiar la herida; *ghee* (particularmente el añejo) y miel en aplicación tópica para la cicatrización; leche, *ghee*, mantequilla fresca, miel, trigo, centeno, harina de semillas tostadas, harinas de arroz no cocido, *vilepi*, consomé, cangrejo, ajo, plátano, mango, almendras como soporte metabólico.

Hipo

- Agua caliente, miel, pomelo y menta están indicados.
- ✗ Agua fría o a temperatura ambiente y leche de oveja están contraindicados.

I

Ictericia

- Granada, leche, pepino, *yavagu*, piña, uvas y pasas, garbanzos, *moong dhal* y zanahoria están indicados.

Indigestión

- Agua caliente, *ghee*, rábanos, zumo y pulpa de limón, *manda*, sopas, vinagre y menta están indicados.
- ✗ Agua fría o a temperatura ambiente, y alimentos pesados están contraindicados.

Inflamaciones

- Yogur (V), *ghee* (V/K), ajo (V/K), alcohol de azúcar de caña (K), calabaza, avellanas y semillas de lino en aplicación tópica (cataplasmas) están indicados.
- ✗ Agua en gran cantidad, melaza, aceite de coco y zumo de piña están contraindicados.

Tipo Vata *únicamente* (V). *Tipo* Kafa *únicamente* (K)

Insomnio

- Leche de búfala, sopa con *ghee* y aceite, vino (poco), manzana, almendras y flor de limón están indicados.
- ✗ Los excitantes, guisantes, judías, judías verdes y garbanzos están contraindicados.

Inteligencia (mejora de las funciones cognitivas)

- Agua, alcoholes fermentados (moderadamente), mango, granada, limón, calabaza, ajo, espárragos, carne de perdiz negra, de pollo, aceite de ricino y de coco, mantequilla fresca, *ghee* añejo están indicados.

Irritación de los intestinos

- Leche, yogur, *ghee*, espárragos, berenjenas, mantequilla, *ghee* y *peya* están indicados.

✗ Agua en gran cantidad y los excitantes están contraindicados.

L

Leche materna insuficiente

- Leche, *ghee*, espárragos y almendras están indicados.

Longevidad (apoyo a la inmunidad)

- Agua caliente, leche, *ghee*, alcoholes fermentados (moderadamente), aceite de sésamo y de ricino y sopas están indicados.

M

Mareos

- Leche, limón y pepinillos están indicados.

Memoria

- Leche y *ghee* están indicados.

Menstruación (regularizar)

- Piña, *amalaki*, almendras y espárragos están indicados.

Mentales (problemas)

- Leche, *ghee* (*kunbhagruta* particularmente), alcoholes fermentados (salvo en caso de psicosis y siempre en pequeña cantidad), *amalaki*, nuez de coco y su aceite, calabaza y espárragos están indicados.

✗ Los excitantes y los alimentos que aumentan el *vata* están contraindicados.

Muslos espasmódicos

- Manda, *ghee*, limón y berenjena asada están indicados.

✘ El consomé está contraindicado.

N

Nariz (problemas cavidad nasal)

- El rábano está indicado.

Náuseas

- El tamarindo está indicado.

O

Obesidad

- Agua caliente, leche de mantequilla, miel, alcoholes fermentados (vino en concreto), centeno, garbanzos, berenjena asada, *amalaki*, carne de pollo silvestre, aceite de sésamo, mostaza y *neem*, *manda* y sopas están indicados.

✘ Yogur, *rasala*, mantequilla, productos derivados de la caña de azúcar, grasas animales, uvas, dátiles, higos, plátanos, nuez de coco y su aceite, boniato, patatas, guisantes, carnes rojas y pescado están contraindicados.

Osteoporosis

- Leche, *jaggery*, limón verde y almendras están indicados.

✘ Yogur, melaza, pepino, aceite de nuez de coco y todos los alimentos que produzcan un exceso de líquidos en el organismo (*kleda*) están contraindicados.

P

Palpitaciones

- Leche y boniatos están indicados.

✘ Los excitantes y los alimentos que aumentan el *vata* están contraindicados.

Parásitos intestinales

- Miel, limón, ajo, vinagre, leche de mantequilla, vino, piña, hojas de mostaza, avellanas, harina de arroz no cocido, limón verde y menta están indicados.

✗ Productos de la caña de azúcar, champiñones, leche, plátanos, pepino, guisantes, patatas y boniatos están contraindicados.

Parto (dieta posterior al)

- Manda está indicado.

Pérdida de conciencia

- Almendras y *jaggery* están indicados.

Pérdidas blancas

- Guisantes dólicos, almendras y espárragos están indicados.

Piel (enfermedades de la) y luminosidad de la cara

- Leche, centeno, lentejas coral, mango (un poco), piña, calabaza, pepino, hojas de cilantro, zanahoria, ajo, sopas, garbanzos, carne de perdiz negra y de cisne, mantequilla, crema de leche, *ghee*, *jaggery*, miel (oral y tópica) aceite de ricino, mostaza y *neem* están indicados.

✗ Yogur, agua salada, aceite de sésamo y garbanzos secos están contraindicados.

Poliuria

- Leche de mantequilla, arroz, arroz inflado, harina de arroz, centeno, legumbres, zanahoria, calabaza, brotes de bambú, granada, *amalaki*, codorniz, perdiz negra, paloma silvestre, conejo, azúcar de miel, miel, aceite de mostaza y de *neem* y sopa de *moong dhal* están indicados.

✗ Agua caliente, agua de nuez de coco, leche, alcoholes, vinagre, champiñones, pepino, pimentón, uvas, mango, naranja, melón, piña, oca, pescado, yogur, *ghee*, aceite de nuez de coco, azúcares, consomé y *lassi* están contraindicados.

R

Raynaud (síndrome de)

- Ajo, aceite y hojas de mostaza están indicados.

Reflujo gastrointestinal y acidez

- Leche, calabaza, uvas y pasas, dátiles, higos, plátanos, nuez de coco, mango maduro, granada, manzana, *ghee*, aceite de ricino, *manda*, *peya*, *yavagu* y *vilepi* están indicados.

✗ Zumo de caña de azúcar y excitantes están contraindicados.

Regenerador (tras enfermedad o por vejez)

- Leche, mango, espárragos, carne de perdiz negra, *ghee*, aceite de sésamo y consomés están indicados.

S

Salivación excesiva

- Miel y sopa de rábanos están indicados.

Sed

- Agua a temperatura ambiente y previamente hervida, agua de nuez de coco, leche, centeno, pepino, plátanos, uvas, dátiles, higos, ciruelas, limón, pomelo, granada, *mastu*, azúcar, *manda*, *peya*, *vilepi*, agua de fruta, harina de semillas tostadas, pepinillos y *lassi* están indicados.

✗ Agua embotellada, garbanzos y excitantes están constraindicados.

Sequedad cutanea

- Agua (pero no más de 1,5 o 2 litros al día), leche, uvas, albaricoques, dátiles, higos almendras, nueces, mentequilla y *ghee* están indicados.

✗ Los excitantes, guisantes, patatas, judías, judías verdes y garbanzos están contraindicados.

Somnolencia

- Agua, alcoholes fermentados (de dátiles en particular) y sopa de *moong dhal* están indicados.

✘ Leche y alimentos pesados están contraindicados.

T

Tifus

- Los dátiles están indicados.

Tos

- Agua caliente, leche (salvo la de búfala y oveja), *ghee* añejo y centenario, mantequilla fresca, miel, yogur de cabra, azúcar, aceite de mostaza y de *neem*, centeno, uvas y pasas, dátiles (TS), *manda*, *peya*, *vilepi*, sopas, nueces, orejones, rábanos cocidos y sopa de rábanos, berenjenas, ajo, sandía muy madura, limones, limón verde y menta están indicados.

✘ Los otros yogures (TP), agua a temperatura ambiente o fría, mantequilla de larga conservación (TP), melaza, plátano (TP), guisantes, judías verdes y patatas están contraindicados.

TS – tos seca únicamente. *TP* – tos productiva únicamente

Traumatismos

- La sopa con ghee y aceite está indicada.

Tristeza

- La sopa y la leche están indicadas.

✘ El consomé y los alimentos pesados están contraindicados.

U

Úlceras

- Leche, *ghee*, miel, sopa de *moong dhal*, hojas de cilantro, zanahoria, *vilepi* y dátiles están indicados.

✘ Alcoholes, vinagre, excitantes y alimentos especiados están contraindicados.

Urticarias

- La leche está indicada.

V

Veneno

- Hojas de cilantro, *ghee*, leche, azúcar y limón están indicados.

✗ El consomé está contraindicado. No dormir ni excitarse.

Vértigos

- Leche, uvas y pasas, almendras, pomelo y *jaggery* están indicados.

✗ Los excitantes están contraindicados.

Visión (problemas de la)

- Vinagre, *moong dhal*, rábanos, ajos, uvas y pasas, dátiles, *amalaki*, plátanos, carne de perdiz negra y de pollo silvestre, *manda*, *vilepi*, sopas de carne, sopas de *moong dhal* o con leche de mantequilla y harina de semillas tostadas están indicados.
- Semillas de lino, se sésamo, brotes, y sandía están contraindicados.

Vómitos

- Leche, leche de mantequilla, grosellas, uvas y pasas, dátiles, tamarindo, limón, carne de pollo, azúcar, miel, *manda*, *peya*, *yavagu*, sopa con especias de moog *dhal*, arroz inflado y pepinillos están indicados En prevención (náuseas) o en dieta de vuelta a la normalidad (tras una fase de ayuno).
- Consomé, champiñones y alimentos pesados están contraindicados. Ninguna alimentación debe tomarse antes de la sensación real de hambre.

Voz ronca

- Rábanos, ajo, uvas y pasas, higos, carne de pollo silvestre, cisne, *ghee*, consomés y *sattaka* están indicados.

✗ El vinagre está contraindicado.

Bibliografía

SASTRY, J. L. N., *Dravyaguna Vijnāna*, Chaukhambha Orientalia, Varanasi.

SHARMA P. V. (Pr), *Susruta Samhitā*, vol 1, Chaukhambha Viswbharati, Varanasi.

SHARMA Ram Karan (Pr) y Bhagwan Dash Vaidya, *Caraka Samhitā*, vol. 1, Chowkhamba sanakrit series office, Varanasi.

SHRIKANTHA MURTHY K. R. (Pr), *Bhavaprakasha of Bhavamisra*, Chowkhambha Krishnadas Academy, Varanesi.

SHRIKANTHA MURTHY K.R. (Pr), *Vāgbhata's Astānga Hrdayam*, vol. 1, Chowkhambha Krishnadas Academy, Varanesi.

SURESH BABU S., *Yoga ratnākar*, vol. 1, Chowkhambha sanakrit series office, Varanasi.

TEWARI P.V., *Kāshyapa Samhitā*, Chaukhambha Visvabharati, Varanasi.

Índice

Agradecimientos 7
Prefacio 9

LOS PRINCIPIOS FUNDAMENTALES 13
El Ayurveda, ciencia de la vida 15
Los *doshas* 17
Vata (aire y espacio) 18
Pita (fuego y agua) 20
Kafa (agua y tierra) 21
Los *dhatus* o tejidos 23
Agni, el fuego digestivo 26
Ama, la obstrucción del organismo 28
Rasas, los seis sabores 29

LAS PROPIEDADES DE LOS ALIMENTOS 37
Léxico 39

LAS BEBIDAS 43
Jala – el agua 45
Kshira – la leche 51
Takra – la leche de manteca 58
Madya – los alcoholes fermentados 60

LOS CEREALES 65
Dhanya – los cereales 67

LAS LEGUMBRES 71
Shimbidhanya varga – las legumbres 73

LA VERDURA 79
Shaka varga – la verdura 81

LA FRUTA 93
Phalani – la fruta 95
La carne y el pescado 111

Mamsa varga – las carnes 113
Gramyapaksina varga – las carnes blancas 114
Prasaha varga – los animales grandes 117
Para mruga – otros animales 118
Samudrannam – mariscos y moluscos 123
Gramya Varga – animales de granja 124

LAS MATERIAS GRASAS 127
Navanita – la mantequilla 129
Dadhi – el yogur 130
Ghruta – el ghee 133
Taila – el aceite 137

LOS AZÚCARES Y COMPONENTES RELACIONADOS 143
Aikshava varga – los azúcares 145

LAS RECETAS 151
Krutanna – las recetas 153

ALIMENTOS Y PATOLOGÍAS 167
Bibliografía 185

Acerca del autor

Joyce Villaume-Le Don se ha interesado siempre por las medicinas tradicionales. Su encuentro con el Ayurveda la empujó a decidirse a abandonar su profesión de publicista con el fin de partir a la India en busca de las fuentes de esta ciencia.

Abandonó su país durante un período de más de un año y medio para colaborar en la clínica del doctor Suraj y Ghanashyam Marda, donde recibió su diploma al finalizar sus estudios en Abhyanga Mardana (masaje ayurvédico), Swasthavritta-Âhar (dietética) y Dravyaguna Vidnanya (fitoterapia).

Se interesó particularmente por el estudio de enfermedades tales como la diabetes, la psoriasis, el vitíligo, el asma, la obesidad, la epilepsia, el Alzheimer, la fibromialgia, la artrosis y la poliartritis reumatoide, la esclerosis de placas, la miopía y la migraña.

Actualmente ejerce en su consulta, situada en Charenton-le-Pont, donde visita a pacientes y mantiene la salud en equilibrio. Siempre en relación con terapeutas de todo el mundo, su objetivo consiste en promover y ampliar el conocimiento de esta ciencia milenaria de formidables recursos.

Visita su página web: www.ayurveda-paris.com